내 몸이 아프지 않고
잘 사는 법

하비 다이아몬드 지음 | 김민숙 옮김

한 언 HANEON.COM

내 몸이 아프지 않고 잘 사는 법

2005년 9월 25일 1판 1쇄
2021년 4월 15일 1판 12쇄

지은이 하비 다이아몬드
펴낸이 김철종

펴낸곳 (주)한언
등록번호 1983년 9월 30일 제1-128호
주소 서울시 종로구 삼일대로 453(경운동) 2층
전화번호 02)701-6911   **팩스번호** 02)701-4449
전자우편 haneon@haneon.com   **홈페이지** www.haneon.com

ISBN 978-89-5596-275-8   03510

내 몸이 아프지 않고
잘 사는 법

LIVING WITHOUT PAIN

고통을 계속해서 부정하고 무시한다면
우리는 문화인으로 결코 성공할 수 없다.
– 데이빗 모리스 *David Morris*

To

From

치료의학이 아닌 예방의학으로, 통증 없는 삶을 위하여

요즘 의료의 형태가 바뀌고 있다. 새로운 의료 패러다임이 형성되고 있는 것이다. 기존 의학의 주류가 치료의학, 즉 질병이 발생했을 때 손을 쓰는 형태였다면 이제는 질병의 발생을 예방하고 건강을 증진시키는 양생의학이 그것을 대체하기 시작한 것이다.

현대 서양의학이 인류가 질병의 고통으로부터 벗어나는 데 지대한 공헌을 한 것은 사실이다. 전염병의 원인이 세균인 것을 발견해내고 그 세균들을 박멸하여 더 이상 전염병이 나돌지 않게 했으며, 예방을 위한 백신 주사제를 만들어낸 것은 높이 평가할 만한 업적이라 할 수 있다. 또한 응급처치로써 각종 사고를 당한 환자들을 구해내고, 수술로 죽음의 기로에 서 있던 사람을 살려낼 수 있었으며, 많은 약제를 개발하여 인류를 질병의 고통으로부터 벗어날 수 있게 하였다. 그리고 새로운 장기를 이식하기에 이르다가 최근에는 줄기세포를 이용하여 필요한 장기와 조직을 재생시키는 것도 가능하게 되었다. 즉, 서양의학은 이미 발생한 질병을 치료하는 질병치료의학의 형태로서 최선을 다해온 것이다.

그처럼 서양의학의 업적은 의료 역사상 결코 과소평가될 수 없을 것이다. 그러나 인류 건강을 유지하고 삶의 질을 높이는 건강증진 의학이나 예방 의학적 노력 부분에서는 사실상 많이 부족하다고 시인하지 않을 수 없다. 인간의 건강체가 원래 갖고 있는 생리현상과 본능적 체계를 거스르며 무리하게 응급적이고 증상적인 대중치료와 수술, 그리고 과도한 약물을 투여함으로써 우리의 면역체계와 건강유지에 부작용과 후유증을 적지 않게 발생시키고 있기 때문이다. 이로써 인류는 진정한 건강, 즉 자연스러운 건강유지와 그로 인한 행복한 삶 대신, 오히려 과거에는 볼 수 없었던 온갖 통증과 만성적인 질병을 평생토록 달고 살아가야 하는 형국으로 변해버렸다. 주위를 보면 모두들 한두 가지 이상의 병을 가지고 살아간다. 그것이 현실이다.

이 책은 그러한 현대 서양의학의 문제점을 지적하면서 우리 스스로가 건강을 챙길 수 있는 아주 훌륭하고 실질적인 방법들을 제시하고 있다. 특히 저자는 현대인들을 끊임없이 괴롭히는 통증인, 근육 사이의 막에 염증이 생겨 통증으로 나타난다는 근육섬유막통증(근육통)과 루푸스(낭창), 그리고 관절염과 만성피로증후군에 대해 그 증상과 치유법을 자세하게 설명한다.

또한 저자는 약 대신 섭생과 생활습관을 바꿈으로써 질병의 고통으로부터 벗어날 수 있다는 강한 희망을 보여 주고 있다. 인간의 몸은 어떤 질병도 스스로 치유할 수 있는 탁월한 능력을 가지고 있기 때문에 그것에 맞는 조건만 지켜주면 건강을 유지하고 삶의 질을 높일 수 있다는 것이다. 특히 체내 노폐물을 수거하는 임파조직의 활성화를 강조하고 있는데 이는 현대의학에서도 간과할 수 없는 매우 중요한 부분이라고 생각한다.

임파계통의 활동성을 강화하기 위해 야채나 과일 등, 살아 있는 음식을 먹을 것을 권장하고 있으며, 체내 독소를 배출하여 신진대사가 원활하게 이루어지는 것을 돕기 위해 운동과 정신건강을 강조하고 있다. 그럼으로써 임파계통 및 다른 신체 기관들의 자가치유 능력이 향상되어 결국은 통증 없는 건강한 생활을 유지할 수 있다는 것이다.

이처럼 이 책은 새로운 의료 패러다임으로 제시되고 있는 예방과 섭생원리를 가장 이해하기 쉽게 설명하고 있다. 또한 이 책에서 제시하고 있는 내용들은 모두가 실천하기 쉽고 스스로 건강을 챙기는 데 실질적인 도움을 줄 수 있다. 질병으로 고통 받고 있는 많은 사람들과 건강을 증진하여 삶의 질을 높이고자 소망하는 모든 이들에게 필독을 권한다.

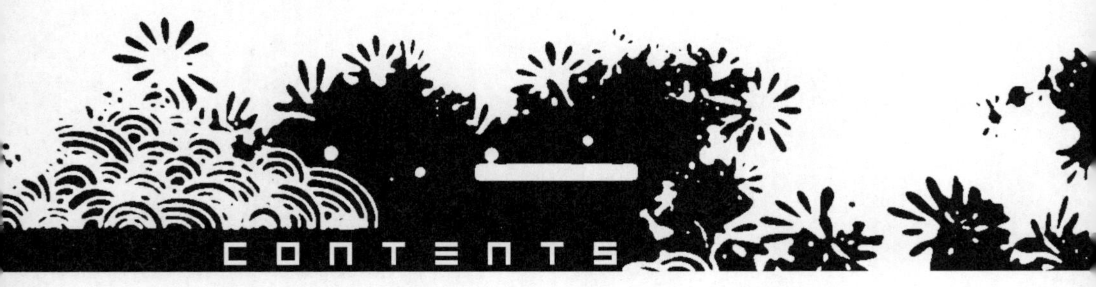

딜레마

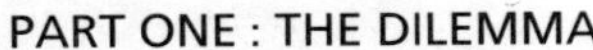

PART ONE : THE DILEMMA

통증은 극복될 수 없는가

몸, 우리의 영원한 조력자

통증에 대한 오해들

노폐물, 통증의 근본 원인

쓰레기 수거자, 임파계통을 살려라

통증은 극복될 수 없는가

통증 없는 삶. 그런 삶이 있다면 누구나 바랄 것이다. 그러나 그것이 가능할까? 요람에서 무덤까지 우리를 무자비하게 괴롭히는 크고 작은 통증과 고통이 없는 삶을 사는 것이 정말로 가능할까? 나는 단언할 수 있다. 당연히 가능하다고. 그러나 우리가 접하고 있는 모든 상황들을 보면 그럴 확률은 높아 보이지 않는다. 어쨌건 고통과 관련된 통계를 조사해 보면 통증이라는 것은 점차 줄어들기보다는 더욱 일반화되어가고 있는 추세다.

1985년에 이루어진 루이스 해리스*Louis Harris* 여론조사는 미국 제1의 건강에 대한 불만이 통증이라고 발표했다.[1] 그 후로는 어떻게 되었을까? 최근의 갤럽 여론조사는 '숨겨진 유행병'인 고통이 미국 제1의 공중 건강문제라는 주장을 재차 확인시켜준다.[2] 성인 10명 중 9명(89%)

이 정기적으로(최소한 1달에 1번) 어떤 종류든 고통을 겪고 있었다.[3] 더욱 놀라운 것은 42%가 매일 그 고통을 참아내고 있다는 사실이다.[4]

백분율로는 실감이 나지 않을 것이다. 고통을 겪고 있는 사람들의 수를 한번 보면 그 문제의 심각성을 충분히 인식할 수 있게 된다. 성인 인구의 42%는 9천만이 넘는 숫자로, 그 많은 사람들이 매일 끊임없는 고통을 겪고 있다. 그중 3분의 1은 만성적인 고통이 너무 심해서 일반적인 기능을 할 수 없다고 느끼며, 극한의 상황에서는 죽고 싶다고 느끼기도 한다.[5] 또한 그 여론조사는 미국인의 80%가 고통은 노인이 되어가는 한 증상일 뿐이라고 생각하며[6] 60%는 고통이 우리가 살아가면서 감내해야 하는 것이라 생각한다고 전했다. 어떤가, 너무나 놀랍지 않은가?[7] 더욱이 그중 28%가 고통에 대한 해결책은 없으며 스스로 고통에 대해 어떤 조치도 취할 수 없다고 느낀다고 답했다는 데는 경악을 금치 않을 수 없다.[8]

국립건강원은 우리가 그 고통에 지불하는 비용이 의료비, 소비한 하루 일당, 그 밖의 다른 경비 등을 포함해 연간 1조 달러가 넘는 것으로 추산하고 있다.[9] 마이크 로저스*Mike Rogers* 하원의원은 만성 고통이 미국의 가장 급박한 문제임에도 불구하고 외면당하고 있는 실정이라고 말하며 2003년 4월 국가 고통 보호 정책안 2003(H.R. 1863)을 제안하였다. 그것은 매일 무자비한 고통을 견뎌야 하는 사람들에 대해 대중의 인식과 이해를 도울 뿐 아니라 고통 연구에 더 많은 자원을 할당하기 위해 제안된 것이었다.

여러분은 어떠한가? 고통에 대한 여러분의 생각은 어떤가? 여러분도 고통은 우리가 피할 수 없는 것이라고 믿는 1억 7천만 사람 중의 하나인가? 여러분도 우리가 고통을 겪게 되는 것이 시간문제라고 확신하고 있는가? 물론 고통은 만연되어 있다. 하지만 일상적인 고통을 겪지 않는 5천만이 넘는 성인들은 어떤가? 그들은 어떻게 그 난관을 피할 수 있었을까? 아주 많은 사람들이 고통 없이 살아가고 있는 것을 보면 고통을 피하는 일은 가능하다는 것을 알 수 있다. 하지만 그 이유를 어떻게 설명할 수 있을까? 그들의 생활 방식에 그 이유가 있을까? 식사와 관련이 있을까? 운동은 어떤가? 흡연은? 음주는? 그들이 축복받은 유전자를 갖고 태어난 것은 아닐까? 삶에 대한 긍정적인 태도나 부정적인 태도가 영향을 끼치는 것은 아닐까? 혹은 단지 운이 좋아서일까? 아니면 이 모든 요소가 합쳐져서 이루어진 것일까?

나는 이 문제에 관해 35년간 심도 있게 연구했다. 따라서 시간이 지날수록 발생 횟수가 잦아지고 정도가 심해지는 고통은 창조자의 커다란 계획에 포함되어 있지 않다는 것을 확신한다. 비록 일상적으로 고통과 싸워야 하는 사람들의 숫자가 놀라울 정도로 많긴 하지만, 고통 없는 삶이 자연적이고 정상적인 상태이며 살아 있는 몸이 전력투구하며 추구하는 것이라는 점만은 확실하다. 고통이 특정 상황 속에서 생명의 중요한 목적을 수행하고 있는 것은 사실이지만 참을 수 없는 고통은 완전히 비정상적이며 자연의 이치에 어긋나는 것이다.

나의 다른 책들을 읽어본 사람들은 내가 건강 연구에 전념하게 된 중요한 이유를 알고 있을 것이다. 그것은 내가 매일같이 지독하고 격렬한 고통으로 20년 남짓 살아왔기 때문이다. 나는 그 고통을 자연적으로 극복한 후에도 그동안 접했던 치명적인 화학제의 독성 때문에 죽기 직전까지 갔었으며 또다시 긴 시간을 매일같이 고통 속에서 보내야 했다.

다시 한번 말하지만, 난 그러한 상황에서 단 한 알의 약도 복용하지 않은 채 고통을 성공적으로 이겨냈다. 지금 60대인 나는 아무런 고통 없이 살고 있다. 복통, 두통, 요통, 근육통, 관절통 등이 전혀 없다. 그리고 나는 이 상태를 충분히 즐기고 있다.

나는 사람이 나이를 먹을수록 통증도 늘어나게 된다는 대다수의 통념이 잘못되었다는 것을 확실히 증명할 수 있다. 나의 경험상 그것은 정반대였기 때문이다. 그 이유는 내가 특별하다거나 운이 좋았기 때문이 아니라 고통을 정복하는 데 도움이 되는 정보를 접할 수 있었고 그것을 활용할 수 있는 좋은 감각을 가지고 있었기 때문이다. 이 책을 읽음으로써 여러분도 그와 똑같은 기회를 갖게 될 것이다. 나는 여러분 또한 그것들을 시도해보고, 그 과정을 통해 고통을 극복하고 재발을 방지하게 되길 바란다. 또한 그 일이 인간의 통제를 벗어난 외부적 상황이 아닌, 여러분 자신으로부터 비롯되는 것임을 스스로 알아내기를 진심으로 바란다.

슬프게도 고통의 특성이 잘못 이해되어 왔다고 지적한다면 그것은 최고의 질서를 과소평가하는 일이 될 것이다. 그 최고의 질서란 다름 아닌 의약계다. 고통에 목적과 원인과 치료방법이 있다는 것은 잘 알려지지 않은 사실이다. 어떤 이유에서인지 의약계는 이 사실을 제대로 인식하지 못하고 있다. 그렇기 때문에 유감스럽게도 숱한 고통에 대해 증명할 수 없는 단언들과 비논리적인 추측만으로 결론을 짓곤 한다. 이렇게 고통을 오해한 결과 약이 유일한 해결책으로 자리 잡게 되었다. 정말 비극이 아닐 수 없다. 독성이 강한 약들은 고통의 근저에 있는 원인을 절대로 제거하지 못하며, 단지 고통을 견딜 만하게 하는 도구로써 이용될 뿐이다.

물론 나는 인간에게 닥치는 모든 고통스러운 병에 대한 해답을 갖고 있지 않다. 솔직하게 말한다면 사람들이 겪는 고통의 원인에는 여러 가지 변수가 있는데, 그 변수의 일부는 알려져 있지만 그 나머지는 전혀 알려져 있지 않다. 그러한 변수에도 불구하고 이 책에 있는 지침을 따라 하기만 하면 고통이 없어질 것이라고 말한다면 그것은 거짓말일 것이다. 나는 이 책이 만병통치약이라는 듯한 인상을 주어 여러분을 현혹하길 원치 않는다.

내가 자신 있게 여러분에게 말해줄 수 있는 것은 다음과 같다. 수백만의 사람들이 매일 겪는 끔찍하게 고통스러운 질병이 4가지 있다. 나는 그 병들을 잘 알고 있고 많은 사람들이 그것들을 극복하도록 지도하는 데 많은 성공을 거두었다. 내가 말하는 4가지 질병이란 관절염, 근육통(의학용어로는 근섬유막통증이라고 한다 – 감수자 주), 루푸스(Lupus. 낭창이라고도 함 – 감수자 주), 만성피로증후군이다. 다시 한 번 말하건대, 나는 개인적인 변수가 있음에도 불구하고 이 질병들로부터 고생하는 사람들에게 성공적인 극복을 장담하는 듯한 인상을 주고 싶지 않다. 하지만 나의 경험에 비추어 볼 때, 수백만의 사람들이 도움을 받을 것이며 그렇지 않은 사람들도 최소한 통증이 많이 경감될 것이라 확신한다.

이 책이 주로 관절염, 근육통, 루푸스, 만성피로증후군에 초점을 맞춘 데는 명확한 이유가 있다. 그 이유를 알게 되면 여러분은 놀라지 않을 수 없을 것이다. 내가 앞으로 할 이야기는 여러분이 기존에 들었던 내용과 대치되는 것들일 수도 있다. 그래서 여러분은 내가 아무것도 모

르는 늙은이라며 책을 던져버릴지도 모르겠다. 분명히 내 의견에 이의
를 제기할 그런 '전문가' 가 있을 것이다. 하지만 한 가지 분명한 사실
은 그 같은 나의 의견을 믿고 따라주어 통증 퇴치나 완화에 성공한 사
람들이 많이 있다는 것이다.

고통을 겪는 사람들의 수는 계속 늘어가고 있으며 수십억 달러의 돈
이 통증 연구와 치료에 들어가고 있다. 그럼에도 불구하고 사람들은 여
전히 고통을 호소한다. 증상과 싸우도록 만들어진 값비싼 약을 통증 치
료의 진척이라는 범주에 넣지 않는다면 말이다. 이처럼 통증의 문제는
시간이 갈수록 악화되고 있으며 우리의 삶을 파괴하고 있다. 우리에게
는 기존의 낡은 방법이 아닌 새롭고 혁신적인 것이 필요하며 여러분은
이 책을 통해 그 새로운 노선을 발견하게 될 것이다.

관절염, 근육통, 루푸스는 근본적으로 같은 질병이다. 그리고 만성피
로증후군은 이 병들의 종합적 결과다. 좀더 명확히 말하면 관절염, 근
육통, 루푸스는 각기 신체의 다른 부위에 나타나기 때문에 다른 이름으
로 불리긴 하지만 결국은 같은 병인 것이다. 만성피로증후군이 있는 사
람에게 관절염, 근육통 혹은 루푸스 등이 함께 나타나는 것은 극히 일
반적인 일이다.

관절염, 근육통, 루푸스, 만성피로증후군이 서로 연결되어 있다면 이
들을 분리시키는 점은 무엇일까? 많지 않다. 실제로 이들에게는 차이
점보다 같은 점이 훨씬 많다.

1. 모두 자가면역장애증이라고 불린다.
2. 몸을 극도로 쇠약하게 한다.

3. 체내의 염증과 연관이 있다(근육통은 그렇지 않다는 설이 있지만 확실히
   염증과 관련이 있다).
4. 의료계에서는 원인이 알려지지 않은 것으로 본다.
5. 증상을 잠재우기 위해 약을 투여한다.
6. 원인이 똑같다.
7. 치료법이 똑같다.

위에 언급된 7가지 중 6번과 7번은 이 책을 통해 더 자세하게 논의될
것이다. 이 책은 두 부분으로 나뉘어져 있다. 1부는 딜레마이며 2부는
해결책이다. 2부는 아마도 여러분이 가장 관심을 갖는 부분일 것이다.
그렇지 않은가?

나는 여러분이 겪는 고통이 경감될 수 있다고 말해주고 싶다. 지금
여러분이 "당신의 입에서 나온 말이 바로 신의 귀에 들어가기를…"이
라 말해도 상관없다. 여러분의 고통이 즉시 가벼워질 것이라는 말은
하지 않겠다. 나는 관절염, 근육통, 루푸스, 만성피로증후군의 증상을
겪어야 하는 수백만 사람들의 절망감을 잘 알고 있다. 그 질병들과 관
련된 가장 큰 절망감이 고통이라는 데는 의문의 여지가 없다. 아마도
마조히스트를 제외한다면 고통을 좋아하는 사람은 아무도 없을 것이
다. 간헐적으로 생기는, 왔다가 사라지고 다시 나타나곤 하는 고통도
사람을 쇠약하게 만들기는 마찬가지다. 하지만 관절염, 근육통, 루푸
스, 만성피로증후군과 연관된 고통은 매우 가혹하고 무자비하여 우리
삶에서 기쁨을 빼앗아가며 아주 단순한 활동을 하는 것도 버겁게 만들
어버린다.

끊임없는 고통에 이은 또 다른 절망감은 의사들이 유일한 치료법이라며 약을 처방해준다는 데 있다. 그러나 그 약은 근본적인 해결책이 될 수 없으며, 단지 고통을 줄여줄 뿐이다. 나는 여러분에게 그런 식으로 살 필요가 없다고 말하고 싶고 또한 그것을 증명하기 위해 이 책을 썼다.

물론 아직 의사들도 알아내지 못한 해결책을 내가 갖고 있다는 것에 대해 여러분이 회의적으로 반응할 수도 있다고 생각한다. 나도 통증에 대한 답을 찾기 위해 똑같은 경험을 해봤기 때문에 여러분의 그러한 의구심을 충분히 짐작할 수 있다. 솔직히 여러분을 비난하지 않는다. 다만 바라는 것은 내가 앞으로 말하는 것을 아무 편견 없이 받아들이고 공정하게 시도해보라는 것이다. 이 책은 '하룻밤 사이에' 나온 것이 아니라는 것을 강조하고 싶다. 여러분은 결코 후회하지 않을 것이다.

나는 60년을 살았고 그중 35년간을 건강의 원리에 대해 공부하고 가르쳐왔다. 나는 나의 저서들을 통해서 전 세계 수백만 사람들이 건강을 회복한 것에 깊이 감동받고 매우 감사하게 여기고 있다. 첫 번째 저서인 《건강한 생활 *Fit for Life*》은 33개국의 언어로 1,200만 부 이상이 팔렸으며 80개가 넘는 나라에서 읽혀지고 있다.

나는 세계의 모든 질병을 고치겠다는 생각으로 이 일을 시작한 것이 아니다. 그와는 반대로 아주 이기적인 이유에서 건강에 대한 공부를 하기 시작했다. 나는 수많은 건강 문제들, 특히 20년 넘게 약을 복용해왔지만 차도를 보이지 않았던, 견딜 수 없을 정도로 고통스러운 상태를 극복할 수 있는 뭔가를 필사적으로 찾고 있었다. 그리고 나는 아버지 또한 내가 겪었던 것과 똑같은 통증을 호소하며 몇 년간을 고생하다 위

암으로 돌아가시는 것을 무력하게 지켜봐야만 했다.

25세가 되던 1970년, 나는 건강을 되찾고 고통과 불건강, 질병이 없는 삶을 살아가기 위해 건강에 대한 공부를 하기로 결심했다. 그렇다고 의과대학에 들어간 것은 아니었다. 의과대학은 '병든 사람들을 치료' 하기위해 설립된 것이지 '사람의 건강' 을 위해 설립된 것이 아니기 때문이다.[10] 건강할 때는 의사에게 가지 않는다. 그렇지 않은가? 의대생이 공부하는 주요 과목은 병리학, 즉 병에 대한 공부다. 건강에 대한 공부를 지칭하는 영어단어를 알고 있는가? 그런 단어는 하나도 없다.

다행스럽게도 나는 '자연위생학' 이라고 불리는 다소 생소한 분야를 접하게 되었다. 실제로 이 학문은 거의 200년의 역사를 가지고 있지만 나를 포함한 대부분의 사람들은 이 학문에 대해 들어본 적도 없다. 일반 의학과 달리 이 학문은 잃어버린 건강을 되찾는 것 뿐 아니라 그것을 유지하기 위해 반드시 있어야 하는 건강의 필요조건에 대한 연구를 바탕으로 하고 있다. 달리 말하면 '건강할 때 그 건강을 지키기 위해 무엇을 하느냐' 하는 것이 이 학문의 주제인 것이다.

자연위생학은 인간의 몸은 스스로 치유하며 스스로 관리한다는 것을 바탕으로 한다. 우리 몸은 놀라울 정도로 이해가 빠르고 아무리 복잡해 보이는 질병도 스스로 치유할 수 있는 탁월한 능력을 가지고 있다. 그렇게 할 수 있도록 기회만 주어진다면 말이다.

내가 자연위생학에 매료된 것은 그 학문이 단도직입적이고 분명하고 논리적이기 때문이다. 어깨를 으쓱하며 답이 없다고 단언하는 의료계와는 달리 자연위생학은 건강과 불건강에 관련된 모든 질문에 대한 답을 이해하기 쉽고 상식적인 방법으로 알려주고 있다. 그리고 그 원리는 단순히 실천에 옮김으로써 쉽게 증명되는데 나의 경우가 좋은 예다. 나는 극심한 고통이 어떻게 진행되고 있는지 전혀 알지 못한 채 의학 전문용어와 애매모호한 말들을 수년간 쫓아다니고 나서야 마침내 합리적이고 상식이 적용되는 원리를 알게 되었다.

이 원리들을 적용하자 내 인생에 마술과 같은 일이 벌어졌다. 20년 넘게 나를 괴롭히던 통증이 단숨에 사라져버린 후 다시 찾아오지 않았을 뿐 아니라, 헤어 나올 수 없는 모래에서 허우적거리듯 만성피로감에 시달렸던 나는 친구들이 귀찮아 할 정도로 에너지가 충만한 사람이 되었다. 다시는 결코 경험하지 못할 것으로 여겼던 삶의 에너지를 내 안에서 다시 발견하게 된 것이다.

나는 그때 자연위생학을 연구하고 가르치는 것을 내 평생의 업으로 삼아야겠다고 결심했다. 당시(1970년대 초기)는 자연위생학 과목을 가르치는 학교가 미국에 단 하나밖에 없었다. 비록 공인된 학교는 아니었지만(놀랍게도 의학계에서는 그것을 인정하지 않았다) 이수 과목들은 상당히 광범위하고 포괄적이었다. 나는 그것들을 거침없이 받아들였다. 2년 후 나는 그 과정을 완전히 이수하여 영양학 박사학위를 받았다. 그 후로도 계속해서 공부했고 자연위생학에 관해 내가 읽을 수 있는 모든 책과 자료들을 읽었다.

그러고 나서 이 기쁜 소식을 세계 사람들과 나누기 시작했다. 나는 고통을 없애주고 충만한 에너지를 갖게 해준 그 원리를 이용해 많은 이익을 얻게 되었을 뿐만 아니라 수년 동안 실패를 거듭했던 다이어트에 성공해 불필요한 체중을 20kg나 줄일 수 있었다. 나는 다이어트를 원하는 사람들을 돕기 위해 자연위생학을 바탕으로 한 책을 쓰기로 결심했다.

첫 번째 책 《건강한 생활》은 1985년에 출판되었고[11] 나오자마자 선풍적인 인기를 끌었다. 누구도 예상 못한 빠른 속도로 베스트셀러의 1위 자리에 올랐으며, 〈뉴욕타임즈〉 베스트셀러 1위 자리를 40주 연속해서 고수했다. 이는 그야말로 전례 없는 일이었다. 진지하고 단도직입적이며 시대를 초월한 효과적인 내용 때문에 20년이 지난 지금도 세계적으로 1년에 10만부 이상이 팔리고 있다.

그 책의 눈부신 성공에 힘입어 나는 관절염, 근육통, 루푸스, 만성피로증후군에 대해 흥미와 관심을 갖게 되었다. 1990년대 중반까지 나는 50만 통이 넘는 편지를 통해 《건강한 생활》을 읽은 사람들의 즐거운 성공사례를 들었다. 그 내용에는 아주 미미한 병에서부터 심하게는 암에 이르기까지 각종 병들이 포함되어 있었다. 이들 편지보다 더 위력적으로 자연위생학의 효과를 확인해주는 것은 없었다.

나는 그 후로 관절염, 근육통, 루푸스, 만성피로증후군에 관한 성공담을 듣는 횟수가 점점 많아지게 되었다. 실제로 당시 나는 만성피로증후군에 대해서 어느 정도 알고 있었는데 그것은 내가 언급한 원리의 적용으로 가장 빨리 확인할 수 있는 결과가 에너지의 극적 증가였기 때문이다. 그리고 많은 사람들이 다른 어떤 것보다 새로 발견된 에너지에 대해서 언급을 많이 했기 때문에 나는 자연스럽게 에너지 결핍이 되는 상태에 대해서도 자세하게 알게 되었다.

이처럼 나는 관절염은 어느 정도 이해하고 있었지만, 솔직히 말해 근육통과 루푸스에 관해서는 별로 아는 바가 없었다. 하지만 점점 더 많은 사람들이 자신의 경험담을 얘기함에 따라 나는 관절염 이외의 통증에 대해 더 많이 알아보기로 작정을 하였다. 솔직히 나는 근육통과 루푸스로 고생하는 사람들이 세계적으로 수백만 명에 이른다는 것을 알고 깜짝 놀랐다. 그러나 근육통과 루푸스에 가장 공통적으로 나타나는 증상이 바로 만성피로증후군이라는 사실은 알고 있었다. 실제로 근육통과 만성피로증후군의 진단은 서로 교환될 수 있다는 평가도 있다.[12] 여러분은 이 책을 통해 관절염, 근육통, 루푸스가 에너지 결핍에 기여하고 있으며 에너지의 결핍은 다시 관절염, 근육통, 루푸스의 증상을 더욱 악화시킨다는 사실을 발견하게 될 것이다.

이 책은 내가 8번째로 쓴 책이다. 나는 모든 저서에서 자연위생학의 원리를 십분 활용하였다. 이 책에서는 특히 관절염, 근육통, 루푸스, 만성피로증후군의 극복과 연결시키려 했고, 따라서 내가 그 동안 배워온 가장 중요한 부분을 담고 있다고 할 수 있다.

이 책의 내용이 제공하는 것은 성공을 위한 합리적이고 실행 가능한 전략이다. 위험한 약, 또는 마술에 의존하거나 운에 맡기는 방법 따위가 아니다. 이성에 거스르는 행위가 따르지도 않는다. 지극히 인체의 모든 활동을 지배하는 이성과 조화를 이루고 인체의 탁월성을 존중하는 이해 가능하고 합당한 실천 계획이다.

우주에 지성이 작용한다는 것은 자명한 일이다. 지성은 우리가 이해할 수 있는 능력을 넘어서고 있다. 그것은 우주 공간에 별과 행성을 순서에 맞춰 어떻게 던져놓을지를 알고 있는 존재다. 돌아보면 자연 세계의 모든 존재가 장엄하고 웅장하게 놓여 있는 것을 볼 수 있다. 그리고 그 모든 것을 지배하는 지성을 보고 놀라지 않는다는 것은 결코 불가능하다. 우리는 그 장엄함 앞에 겸손해질 수밖에 없다. 그 비할 바 없는 지성이 바로 지금 우리 체내에서 일하고 있다.

내가 말하고 있는 이 지성을 사람들은 여러 가지 다른 이름으로 부르
곤 한다. 어떤 사람들은 신, 자연의 모성, 위대한 창조자, 생명의 힘이
라고도 부른다. 하지만 나는 '신'이라는 단어에 좀더 끌린다. 왜냐하면
내게는 이 단어가 모든 것을 포함하는 것으로 여겨지기 때문이다. 나는
신이 무엇인지에 대해 정의를 하려는 것이 아니다. 그것은 아주 개인적
인 문제다. 신에 대한 내 믿음을 여러분에게 강요하거나 그 주제에 관
해 여러분의 의견을 바꾸게 하려는 어떤 시도도 할 생각이 없다. 하지
만 내가 신이라고 표현하는 것은 지금까지 언급해온 그 탁월한 지성에
대해서 말하고 있는 것임을 양해해주길 바란다. 여러분이 신에 대한 특
별하고 독특한 개인적인 감정을 가지고 있다고 하더라도 내가 표현하
고자 하는 것은 바로 위에 언급한 내용일 뿐이다.

나는 신이 우리를 이 행성에 떨어뜨려 놓고 상상할 수 있는 온갖 질
병을 걸리게 하면서 그것을 극복하는 데 필요한 것을 제공하지 않았을
것이라고 생각하고 싶지 않다. 결코 그렇지 않다. 신은 그보다 훨씬 친
절하고 자비로운 존재다. 여러분은 원기왕성하고 고통 없는 삶을 사는
데 필요한 모든 것을 이용할 수 있다. 단지 그것을 발견하고 이용하는
문제만 있을 뿐이다. 나는 여러분에게 몸을 주관하는 힘에 대한 존경심
을 다시 심어주고 싶다. 우리는 원인과 결과의 세계에 살고 있다. 여러
분에게 발생하는 일은 그냥 발생하는 것이 결코 아니다. 그 일은 앞선
행동에 대한 결과로 발생한 것이다. 언뜻 보기에는 아닌 것 같지만 웰
빙에 관한 모든 것은 절대적으로 질서 있고 체계적인 상태로 펼쳐진다.
고통과 불건강을 불러오는 것이 우연한 상황으로 보일지 모르지만 절
대 그렇지 않다. 고통과 지속적인 에너지 결핍은 해야 할 것을 하지 않

왔거나 하지 말아야 할 것을 한 직접적인 결과로 나타나는 것이다.

건강은 우리 몸의 정상적이고 자연적인 상태다. 불건강이 비정상적이고 자연적이지 않은 것이다. 살아 있는 몸은 모든 상황에서 가능한 한 최상의 상태를 지키도록 분투한다. 여러분은 우주의 지성에 귀 기울여 강력한 치유의 능력으로 에너지와 웰빙이 삶을 지배하도록 할 수 있다. 관건은 몸이 하는 일을 방해하지 않고 어떤 질병도 스스로 치유할 수 있도록 배우는 것이다. 그렇게 하면 우리 몸은 다른 어떤 방법을 취했을 때보다 더 많은 효과를 볼 수 있을 것이다. 불행하게도 지금까지 우리는 그렇게 하는 법을 배우지 못했고, 스스로를 치료하려는 신체의 자연적인 성향을 알지 못한 채 오히려 방해만 해왔다.

이 책은 여러분의 모든 것을 바꿔줄 것이다. 여러분은 지금까지 몰랐던 자신의 놀라운 몸에 대해 배울 것이다. 몸이 어떻게 작용하는지, 몸을 다루는 방식에 따라 우리 삶이 어떻게 바뀌는지에 대해 배울 것이다. 나는 지금 이 시점부터 병, 즉 관절염, 근육통, 루푸스, 만성피로 증후군에 대해 여러분이 들은 모든 것을 머리 속에서 깨끗이 지울 것을 권한다. 앞으로 내가 하는 말들을 선입견을 갖고 대하지 말라는 것이다.

많은 사람들은 고통 없고 에너지가 충만한 상태를 성취하는 것이 운이 좋은 '유전자'나 우리 개인의 손을 벗어난 다른 요인에 의존한다고 확신한다. 그러나 우리를 건강하게도 하고 질병을 초래하기도 하는 인자는 다름 아닌 우리의 행위다. 우리는 언제나 인생을 선택할 수 있다. 그 선택들이 모여 우리의 삶을 결정하는 것이다. 여러분은 이 책을 통해 고통이 진짜로 무엇인지, 그것의 원인이 무엇인지, 어떤 목적을 이

행하는지, 어떻게 제거하고 재발을 막을 수 있는지 차례차례 알게 될 것이다. 그리고 이 책을 다 읽을 때쯤이면 관절염, 근육통, 루푸스, 만성피로증후군이 무엇인지 그리고 그것을 피하기 위해서 정확하게 무엇을 해야 하는지도 알게 될 것이다. 마지막으로 그 목적을 이루는 것이 오롯이 여러분 능력 안에 있다는 것을 알게 되는 것은 이 책이 여러분에게 주는 보너스다.

1
몸, 우리의 영원한 조력자

원하는 것들을 순서대로 적으라고 하면 당신은 가장 위에 무엇을 적을 것인가? 많은 사람들이 건강을 우선순위로 꼽을 것임은 말할 나위도 없다. 아무리 엄청난 부(富)라도 건강보다 상위에 오르진 못할 것이다. 아무리 돈이 많다고 해도 그것을 향유하지 못할 정도로 아프다면 무슨 소용이 있겠는가? 만약 돈으로 건강을 살 수 있다면 아픈 부자는 세상에 한 사람도 없을 것이다.

사소한 감기몸살을 앓는 것으로도 우리는 고통을 받는다. 아프다는 것은 그것의 정도와 관계없이 결코 유쾌한 일이 못된다. 하지만 아픈 원인이 무엇이며 회복하기 위해서 필요한 것이 무엇인지 안다면 최소한 만족은 할 수 있다. 발병 원인만 알아낸다면 다음에는 그 고통을 반복하지 않을 수 있기 때문이다.

하지만 원인 파악이 명확히 선행되지 않으면 각본은 완전히 달라진다. 그렇지 않은가? 매일 밤 고통은 더해만 가는데 그 원인을 알려주는 사람은 아무도 없으며 단지 증상을 없애주는 일련의 약들만으로 만족해야 한다면 그보다 더 큰 불행이 어디 있을까? 그것은 아무런 조치도 할 수 없으니 평생 병을 달고 살아야 된다는 말이다. 그야말로 우울하며 비관적인 소식이며 최악의 상황이라 할 수 있다.

나는 의료계 사람들이 특정 질병의 원인에 대해 단지 자신들이 모른다는 이유로 다른 사람도 모른다고 권위 있게 공언하는 것을 보며 놀라움과 웃음을 금치 못한다. 그건 아주 오만한 행위다. 그리고 그것은 사실이 아니기도 하다. 그들이 모른다고 해서 모든 사람이 몰라야 하는 것은 아니다. 하지만 의료계가 세상의 건강관리 체제를 주도하고 있기 때문에 사람들은 그들이 말하는 것을 액면 그대로 받아들인다. 그들이 무엇을 말하는지 모를 때에도 말이다.

내가 의료계를 폄하하려는 것처럼 보일지도 모르겠다. 하지만 이 책의 목적은 그들을 깎아내리는 데 있는 것이 아니다. 사실 건강관리 분야에는 수많은 직업이 존재한다. 의료, 자연위생, 척추교정, 접골요법, 자연요법, 동종요법, 침술, 지압법, 수요법, 신경근육요법, 두개천골요법, 반사요법 등등. 나는 어떤 분야가 관심을 가질 만하고 어떤 것이 그렇지 않다는 가치판단을 하려는 것이 아니다. 각 분야의 종사자들은 자신이 선택한 특정 분야에 대해 진심으로 믿고 있을 뿐 아니라 사람들에게 가치 있는 것들을 제공하고 또한 각 분야의 원리를 활용하여 좋은 결과들을 제시하고 있는 것이 사실이다.

치료술 등 이미 알려진 지식은 알려져 있지 않은 것에 비교하면 빙산의 일각에 불과하다. 앞으로 배워야 할 것이 광대한 해안이라면 이미 알려진 지식은 한 알의 모래에 비유될 수 있다. 고마운 일이다. 우리가 알아야 할 것들이 이미 모두 알려져 있다면 인생이 얼마나 지루할지 상상해보라. 단 한 조각도 발견될 것이 없다면 말이다. 인생이 흥미로운 것은 거대한 미지의 세계에서 언젠가 발견될 새로운 정보를 우리가 지금 모르고 있기 때문이다.

그렇게 볼 때 건강관리학이든, 혹은 천문학이나 교육학이든 어떤 한 집단의 사람들이 그 분야의 모든 의문에 대한 답을 가지고 있고 그들이 모를 경우에는 다른 사람들도 모두 모른다고 공언하는 것이 과연 합당한 일일까? 그러나 그 같은 상황이 오늘날 건강관리 영역에서 존재하고 있다. 위에서 나는 건강관리에 종사하는 12개의 분야를 나열했는데 그 중 한 분야가 건강과 병리에 관련하여 최고 권위자라고 주장해왔다.

20세기 초 엄청난 부와 권력을 지닌 라커펠러*Rockefeller*가와 카네기*Carnegie*가 사람들은 제약산업이 천문학적인 이익을 남길 수 있다는 것을 예견하였다. 그들의 탐욕스런 지시 아래 약물요법을 추구했던 대학들은 지원금을 받았고 학교를 계속 운영할 수 있었다. 그러나 약제에 의존하지 않고 다른 부분에 초점을 맞췄던 대학들은 지원금을 받지 못해 문을 닫게 되었다. 이런 식으로 약제는 의료계를 지배하게 되었고 오늘날에 이르러서는 의사가 다른 모든 분야, 심지어는 자신들이 학습하지 않은 분야의 타당성이나 가치를 판단할 정도로 건강관리 제도 전반을 지배하게 되었다.

다른 영역, 일례로 법률학에서 이런 일이 일어나는 것을 상상해보자. 어떤 사람이 일터에서 상해를 입어 소송을 하기로 결심했다면 그 사람은 부동산법이나 상법을 전공한 변호사에게서 도움을 구할 것인가? 이혼 전문 변호사에게서 도움을 받을 것인가? 아니다. 그 사람은 개인상해법을 전공한 변호사에게 도움을 구할 것이다. 그가 부동산이나 이혼 전문 변호사를 찾아간다 하더라도 그 변호사들은 한결같이 개인상해 전문 변호사의 도움을 받으라고 권할 것이다.

그러나 환자가 왜 아픈지 몰라 난처해하는 의사가 치료를 위해 다른 분야의 사람을 환자에게 추천한다는 것은 상상하기 힘들다. 그럴 경우 대부분의 의사들은 문제의 원인이 아직 알려져 있지 않다고 말하고 증상을 완화해줄 수 있는 약을 조제해 주는 것이 고작이다.

그렇다고 의사들에게 도움을 청하지 말라는 의미는 절대로 아니다. 내 요지는 의사들도 다른 분야의 종사자들처럼 제한적이고 특정적인 전문영역을 가지고 있으며 그 영역에 대해서만 환자들을 상담해줄 수 있다는 것이다. 의사들이 익숙하고 뛰어난 분야는 진단, 외상, 응급, 수술 등이다. 그렇다면 그들이 훈련받지 않고 따라서 능숙하지 못한 영역은 무엇인가? 장기적이고 고질적인 질병을 설명하고 제거하는 것이다.

만약 여러분의 다리가 골절되었거나, 상처가 벌어졌거나, 제거해야 할 정도로 신체기관이 병들었거나, 심장병이 생겼다면 나는 여러분에게 자연위생학자를 만나보라고 추천하지는 않을 것이다. 그 증상을 당장 의사에게 보이라고 권할 것이 당연하다. 같은 이유로 만약 여러분이 건강을 최적화하기 위해 무엇을 먹어야 할지, 체중을 어떻게 줄여야 할지, 독소가 내재한 약을 복용하지 않고 어떻게 고통을 제거할 수 있는지, 관절염, 근육통, 루푸스, 만성피로증후군을 포함한 건강문제로 왜 고통을 겪는지에 대한 설명을 듣고 싶어 한다면 나는 분명히 그런 것들을 연구한 자연위생학자들의 도움을 구하라고 권할 것이다. 그렇게 하면 여러분은 문제의 원인을 모르는 채 증상과 싸우기보다 건강상태가 좋지 않은 근본 이유를 알게 되어 그 문제 자체를 제거할 수 있을 것이다.

마지막으로 나는 누가 무엇을 연구했고 누가 무엇을 가장 많이 알고 있나 하는 것에 대해 가장 중요한 정보를 알려주고자 한다. 앞서 언급한 바와 같이 인체는 아무리 심각한 문제라 할지라도 기회만 주어진다면 그 자체를 치유할 수 있는 뛰어난 역량을 가지고 있다는 것이 자연위생학의 핵심이다. 자연위생학은 섭생 및 영양학과 분리될 수 없을 정도로 서로 얽혀 있다. 사실을 직시하자. 음식은 생명을 유지하는 데 필요한 원천적 요소다. 이는 어떤 문제 거리도 논의의 주제도 되지 못한다. 무엇을 먹어야 하는지에 대한 논의가 있을 수는 있겠지만 인간이 살아가기 위해서 반드시 음식을 먹어야 한다는 데는 모두 동의한다. 먹는 것을 그만두면 우리는 죽는다. 바로 그것이다. 물론 먹지 않고도 몇 개월 이상씩 생명을 유지하는 경우도 있지만 그것은 특별한 예일 뿐, 살기 위해서 반드시 먹어야 한다는 사실은 달라지지 않는다.

우리가 생명을 유지하기 위해서 음식으로부터 얻어야 하는 꼭 필요한 2가지가 있다. 인체를 구성하는 세포를 만들고 치료하며 유지하기 위한 영양소와 인체의 수많은 활동을 가능하게 해주는 에너지가 바로 그것이다. 인간은 먹는 기계다. 먹기 위해 존재한다. 인간이 한평생 먹는 음식량은 평균 6만 4천kg 정도다. 정말 놀라운 양이지 않은가?

얼마나 오래 살까, 얼마나 건강할까, 얼마나 많은 에너지를 가질까, 얼마나 많은 고통을 참아야 할까, 얼마나 효율적으로 인체기관이 작동할까, 몸무게가 얼마나 나갈까, 얼마나 건강하게 느낄까… 이 모든 것들은 대부분 먹는 음식의 질에 달렸으며, 더욱 중요한 것은 그 음식이 얼마나 잘 소화되고 인체에 흡수되느냐에 달려 있다.

우리가 겪는 질병 중 음식의 소화와 흡수 상태로 추적할 수 없는 질병은 하나도 없다. 감기에서부터 암에 이르기까지 말이다. 모든 것은 위에서 시작된다. 그래서 음식과 영양학의 이해가 관절염, 근육통, 루푸스, 만성피로증후군을 성공적으로 이해하고 극복하는 중심이 된다.

관절염, 근육통, 루푸스, 만성피로증후군의 원인이 알려져 있지 않다고 말하는 사람들에게는 음식과 영양학에 대한 공부가 한번도 우선시된 적이 없다. 가까이는 70년대 말과 80년대 초까지만 해도 의사들은 불건강 상태와 질병을 예방하거나 치료하는 방법으로 음식물과 영양학을 공부하는 사람들을 우습게 여겼다. 그들에 관한 한 그것은 '진정한 교리'가 아니었다.

나는 한 의사가 '래리 킹 라이브 *Larry King Live*'에 나와서 적절한 식이요법으로 암이 예방될 수 있으며 심지어는 치료도 가능하다고 주장했던 어떤 사람을 비난한 사례를 기억한다. 그 의사에게는 음식이 암과 어떤 관련이 있다고 제시하는 것조차도 황당한 일이었을 것이다. 물론 오늘날 그것은 기정 사실로 받아들여지고 있다. 사실상 90년대 이후부터 의료계에서는 모든 암의 원인 중 40%가 식사와 같은 생활양식에 있다고 보고 있으며, 장암, 유방암, 전립선암의 경우 음식물과의 연관성을 80%까지 보기도 한다.

2003년 뉴잉글랜드 의학지는 16년 동안 90만 명의 사람들을 대상으로 연구한 결과, 체중조절로 1년에 최소한 9만 명을 암에 의한 사망에서 구할 수 있었다고 발표했다.

이처럼 음식이 우리 건강에 지대한 영향을 끼치는 것이 반박할 수 없는 사실임을 고려한다면, 미국의 75%에 해당하는 의과대학이 이 분야에 대해 단 한 과목도 이수를 요구하지 않는다는 사실은 모순이지 않은가? 정말이지 단 한 시간도 요구하지 않는다. 이 말은 90개가 넘는 의과대학에 다니는 모든 학생이 음식과 영양과 같이 우리 건강에 가장 근본적이고 결정적인 것에 대해 한마디도 듣지 않은 채 학위를 수여받을 수 있다는 얘기다. 여러분에게는 이것이 합리적으로 들리는가?

어떤 사람이 항해법을 배운다고 가정하자. 그는 항해학교에서 항로, 돛, 여러 종류의 선박, 항해 이론, 물에서 배 다루기, 항로 바꾸기, 방재 등을 배운다. 그러나 항해와 조종술은 교과목에 포함되어 있지 않기 때문에 배울 수 없다. 달리 말하면 그는 물속에서 속력을 내는 방법과 그렇게 하기 위해서 어떤 돛을 사용해야 하는지에 대해서는 알게 되었지만, 막상 바다에 나가서는 거기가 어디인지 그리고 어디로 가야 하는지 아무것도 알 수 없을 것이다. 그런 상태로 얼마나 오랫동안 생존할 수 있을까? 여러분은 "과장이 좀 심하군"이라고 생각할 수도 있다. "항해에 관한 것을 가르치면서 위치를 알아내는 방법을 빠트린다는 게 말이나 되는가?" 정말 그런가? 하지만 의학을 가르치면서 음식과 영양학에 관한 것을 빼먹는 것보다 더 터무니없는 일은 아니다.

아직도 이 문제에 내가 너무 예민하게 반응한다고 생각하는 사람들이 있는가? 다음 2가지 이유는 내가 결코 과민반응을 보이는 것이 아님을 확인시켜 준다. 첫째, 현실 속에서 의사의 말은 복음서처럼 받아들여진다. 그래서 의사가 관절염, 근육통, 루푸스, 만성피로증후군에 대해 "원인을 아무도 모른다"라고 말하면 사람들은 그 말을 그대로 믿고 희망을 버린다. 단지 의사가 그 병들의 원인들을 공부하지 않아서 몰랐음에도 말이다. 앞서도 언급했지만 나는 음식과 영양학을 35년간 공부했다. 그러나 내가 국영방송 TV에 출연했을 때 음식과 영양학을 전혀 공부하지도 않은 의사들이 내 작업의 가치를 판단하기 위해 함께 초대된 적이 있었다. 과연 그것은 공정하고 합리적인 일인가?

우리들 생명에 대해 막대한 영향력을 가진 의사들이 이 책을 포함한 비(非)의사들이 쓴 모든 건강서적들의 내용을 부정하는 것보다 더 큰 범죄는 없다. 오늘날 건강서적의 저자들은 자신들의 진단이 의사의 진단을 대체할 수 없고 환자가 치료방법을 바꾸기 전에는 의사와 상담해야 한다는 내용을 분명히 언급해야 한다. 참으로 이상한 일이 아닐 수 없다. 30년 연구 끝에 쓴 음식과 영양학에 관한 책을 관련분야를 공부해본 적도 없는 의사에게 찾아가 타당성을 확인해야 한다니 말이다. 그것은 마치 화가가 자신의 그림을 팔기 전에 눈이 안 보이는 사람을 찾아가 그 그림이 팔릴 가치가 있는지를 물어봐야 한다고 주장하는 것과 같지 않은가?

내가 이 주제에 관해 많은 시간을 할애하고 있는데 그것은 여러분이 관절염, 근육통, 루푸스, 만성피로증후군의 족쇄로부터 자유로워지기 위해 먼저 알아두어야 할 중요한 부분이기 때문이다. 성공의 열쇠는 여러분이 먹는 음식물의 성격에만 있는 것이 아니다. 더 중요한 것은 음식물이 얼마나 효율적으로 소화되어 체내에 흡수되고 활용되는지에 있다.

관절염, 근육통, 루푸스, 만성피로증후군의 극복이 음식조절을 통해서 가능하다는 것을 알게 된 지금, 여러분은 아마 "이 작자가 나물이나

당근 나부랭이로 가득 찬 식이요법을 말하려고 이러는 건 아닌지 모르
겠군"이라고 생각할지도 모른다. 긴장하지 마라. 전혀 그렇지 않다. 내
가 앞으로 제시할 방법은 결코 칼로리를 계산하고, 음식의 양을 재고,
허기에 시달려야 하는 것이 아니다. 어떤 식품군도 제외시키지 않고 원
하는 음식을 먹을 수 있다. 단지 다른 점은 무엇을 '어떤 시간'에 '어떤
조합'으로 먹느냐 하는 것이다.

내가 권하는 섭생의 변화는 실제로 매우 단순해서 관절염, 근육통,
루푸스, 만성피로증후군처럼 심각한 문제들을 극복하기 위해서는 좀더
정교하고 복잡한 조치가 있어야 하지 않을까 하고 미심쩍게 생각하는
사람들이 있을 정도다.

정말이지 운이 좋게도 여러분에게는 가장 위대하고 강력한 조력자인
여러분의 몸이 있다. 그렇다. 지금까지 고통의 원천이 되어온 바로 그
몸이 이제부터는 여러분을 그 고통으로부터 구해줄 것이다. 우리의 몸
은 치유자다. 평범하고 단순하다. 문제는 단지 인체에 내재한 탁월한
치유 역량을 어떻게 풀어주고 방향제시를 하느냐다. 나는 여러분에게
그 방법을 매우 구체적으로 밝힐 것이고, 따라서 이제 여러분에게는 여
생 동안 건강한 몸을 관리할 일만 남은 것이다.

나는 여러분이 희망을 갖고 미래의 모습을 고무적이고 긍정적으로
그려보길 바란다. 그리고 여러분을 건강하게 느끼게 해줄 뭔가가 존재
하며, 지금부터 그 사실을 알게 될 것이라는 믿음을 갖고 따라와주기를
바란다.

2
통증에 대한 오해들

만약 당신이 아주 어렸을 때부터 나무를 바위라고 부르고 말을 토끼라고 불렀다면 어떤 사람이 "토끼에 안장을 얹고 숲으로 달려가 바위 그늘에 앉아서 쉬자"라고 말하는 것을 듣더라도 하나도 이상할 것이 없을 것이다. 오히려 말을 말이라 부르고 나무를 나무라고 부를 때 이상하게 들릴 것이다. 이처럼 항상 들었던 것과 다른 설명이나 호칭은 이상하게 들리게 마련이다.

완벽한 비유가 아닐지 모르겠지만 여러분이 관절염, 근육통, 루푸스, 만성피로증후군에 대하여 여태까지 들은 것들은 말을 토끼로 나무를 바위로 지칭하는 것과 크게 다를 바 없다.

'알지 못하는' 사람들이 의존하는 마술적인 짧은 단어 하나를 여러분에게 알려주고 싶다. 내가 마술이란 표현을 한 이유는 그 한 단어로 인해 어떤 분야가 실제보다 더 많은 진전을 이룬 듯하고 어떤 주제에 대해 더 많은 이해를 한 듯한 인상을 주는 동시에 말한 내용이 정확하지 않은 것으로 판명될 경우에도 그에 대한 책임을 면할 수 있기 때문이다. 그 단어는 자신들이 어떤 말을 하고 있는지도 모르면서 여러분들에게는 알고 있다는 인상을 심어주는 데 없어서는 안 될 중요한 것이며, 따라서 그 단어 없이 그들은 아무 말도 할 수 없게 될 것이 분명하다.

이렇게 광범위한 의미를 함축하는 간단한 단어는 도대체 무엇일까? 그것은 바로 '~일지도' 이다. '이것일지도 모르고 저것일지도 모른다. 혹은 아마 다른 것일지도 모른다. 아니면 전혀 아무것도 아닐지 모른다.' 여러분은 어떤 것을 말할 때 "그럴지도 모른다"고 말할 수 있다. 하지만 이 말은 곧 그 반대 역시 사실일지도 모른다는 의미를 내포하고 있다. 그런데 이 '~일지도' 라는 단어(그 변형으로 ~할지도, ~할 수도, 아마도, 혹시나, 그럴 수도, 추측건대 등이 있다)가 의료계와 의약업계에서 다른 어떤 단어보다 더 많이 사용되고 있는 것이다.

내가 의약계를 지나치게 공격하고 있다고 생각하는가? 그렇다면 그것은 잘못된 생각이다. 나를 포함한 모든 사람들이 이 '~일지도' 라는 단어를 매우 자주 사용한다. "나는 이번 주말에 여행을 갈지도 모른다", "그녀는 당신을 사랑하는 것일지도 모른다" 등등. 하지만 이 단어는 유해하거나 치명적인 것을 권하는 것에 사용될 수도 있다. 가령 "이 약은 당신의 고혈압 치료를 도와줄 수도 있다"는 식으로 말이다. 모든 약은 부작용이 있기 때문에 항상 유해가능성을 염두에 두어야 한다. 약이 누구에게는 도움이 되고 누구에게 해를 끼칠지 아는 방법은 없다. 그렇기 때문에 여러분은 의사들이 어떤 약의 효과에 대해 확언하는 것을 결코 본 적이 없을 것이다. 그들은 항상 그럴지도 모른다는 말을 사용한다.

나는 30년 동안 신문과 잡지 기사를 모아왔다. 나는 사람들을 가르칠 때 그 기사들을 이용하는데 그 이유는 그것들이 과학지와는 달리 접하기 쉽고 읽기 쉽기 때문이다. 매일 신문과 잡지를 들여다보는 사람들은 많지만 과학지를 들여다보는 데 많은 시간을 할애하는 사람들은 많지 않다. 게다가 과학지는 분명치 않고 이해하기 어려운 전문용어들로 가득하다. 따라서 기자들이 과학지에 난 유용한 정보들을 취합해 작성한 신문이나 잡지 기사가 일반인들에게는 훨씬 이해하기가 쉬운 것이다. 우리 집에는 그러한 기사들을 담아 놓은 상자들이 곳곳에 쌓여 있다.

내가 규칙적으로 모아 상자에 담아둔 것은 건강이나 불건강에 관련된 기사들이었다. 이 글을 쓰고 있는 지금도 그 상자는 내 옆에서 입을 벌리고 앉아 있다. 여러분들을 위해 기사들을 몇 장만 뽑아보겠다. 여기 그 제목들을 한번 보라. '항생제가 심장병 발병 위험을 줄일 수도[18]', '약이 암에 대한 단서를 쥐고 있을지도[19]', '암 치료약이 심장질환을 줄이는 데 도움이 될 수도[20]', '혈액조사가 암의 조기 발견에 도움이 될지도[21]', '유전자요법이 심장병과의 싸움에 도움이 될지도[22]', '암소의 세포 이식이 고통을 경감시키는 데 도움이 될 수도[23]' …. 이런 내용으로 이 책을 가득 채울 수도 있다.

나는 신문을 읽는 많은 사람들이 기사 전부가 아니라 제목만을 읽거나 제목과 내용의 처음 몇 소절만 읽고 나머지는 읽지 않는다는 것을 발견하였다. 따라서 언뜻 보면 의약계에 상당한 진전이 있거나 최소한 연구자들이 옳은 방향으로 나아가고 있다는 식으로 비칠 수 있다는 것을 깨달았다. 그러나 기사를 자세히 보면, 과장된 내용 어느 부분엔가 그것을 부정하는 내용이 어김없이 있음을 발견하게 된다. 이를테면 이런 식이다. '연구가들은 (약이 도움이 될지도 모른다는)그 일이 지금 당장 일어나지는 않을 것이라고 주의를 준다', '상품이 실제로 시판되기까지는 10년이 걸릴지도 모른다', '쥐를 대상으로 한 실험결과가 사람에게는 적용되지 않을 수도 있다', '시장에 나오기까지는 아직 더 많은 연구가 필요하다', '과학자들은 상품이 미래의 어느 날에는 꼭 나오기를 희망한다' ….

잘 보았는가? 모두 공론이나 추측일 뿐이다. 그것이 전부다. 각종 추측은 '~일지도'라는 단어가 뒤따라 나오기만 하면 가능성이 높은 영역에 포함된다. 이것은 모두 그릇된 것들로 여러분을 안심시키기 위해 마련된 것이다. 나는 여러분에게 우리 집 고양이 베키가 설거지하는 법을 배울 수 '있을지도 모른다'고 말할 수 있다. 그건 사실이다. 그럴 수도 있는 것이다. 하지만 베키를 잘 아는 나는 그 말을 믿지 않는다. 하지만 불가능한 일은 아니다.

만약 신문기사뿐 아니라 라디오나 TV 뉴스에 등장하는 '~일지도'라는 단어의 횟수를 세어본다면 여러분은 놀라지 않을 수 없을 것이다. 특히 건강관리와 관련된 기사가 '~일지도'라는 단어를 사용하지 않고 완성되는 경우는 거의 보기 힘들다. 관절염, 근육통, 루푸스, 만성피로 증후군이라고 다를 리 없다. 그 병들의 원인과 치료방법에 대해 여태까지 여러분들이 들었던 수많은 말들은 모두 이 '~일지도'라는 단어에 상당히 의존했을 것이다.

그럼 여기서 여러분이 지금까지 관절염, 근육통, 루푸스, 만성피로증후군에 대하여 어떤 말들을 들었는지 간단하게 살펴보자. 근육통은 임상적으로 근육통증후군이나 근막동통증후군(MPS, Myofascial Pain Syndrome)으로 명명된다. 근육통이 증후군의 범주에 들어가는 것에 특히 주의하기 바란다. 증후군이란 단어는 설명할 수 없는 일련의 증상들을 묘사하는 데 사용된다. 그것은 확실히 '알지 못하는' 사람들이 무슨 이유로 근육통을 그렇게 구분했는지를 단적으로 보여준다.

근육통(Fibromyalgia)은 두 단어, 즉 인체의 연결조직섬유라는 뜻과 관련된 섬유(fibro)와 근육의 통증을 의미하는 근육통(myalgia)으로 이루어져 있다. 나는 가끔 사람들이 연결조직이 생명에 얼마나 중요한 역할을 하는지 잘 모르고 있는 것에 적잖이 놀라곤 한다. 살아 있는 존재가 연결조직과 상호작용하지 않는 순간이 단 한순간이라도 있을까? 어떤 연결조직은 극도로 얇으며 셀루판지처럼 거의 투명한 반면, 어떤 연결조직은 두껍고 불투명하다. 이것은 다른 인체의 조직들이 조합을 이루는 데 골격을 형성한다. 연결조직은 놀라울 정도로 탄력이 있어서 인체의 모든 부분을 한데 모으고, 기관을 지탱하며, 영양소를 세포에 운반하고, 인체를 지탱하게 해준다. 뼈는 미네랄을 포함한 연결조직의 한 형태이며 혈액도 연결조직의 한 형태로 간주된다. 모든 혈관은 연결조직 안에 파묻혀 있다. 인체 전체를 통해 연결조직은 인체조직과 세포를 결합하고 지탱하고 형태를 주며, 보호하고 치료하며 영양을 준다. 이처럼 연결조직은 모든 근육의 가장 중요한 요소다.

근육의 단면을 보면 국수가락 같이 생긴 섬유질이 각각 연결조직에 싸여 있는 것을 알 수 있다. 국수가락 같은 섬유질의 묶음은 다시 연결

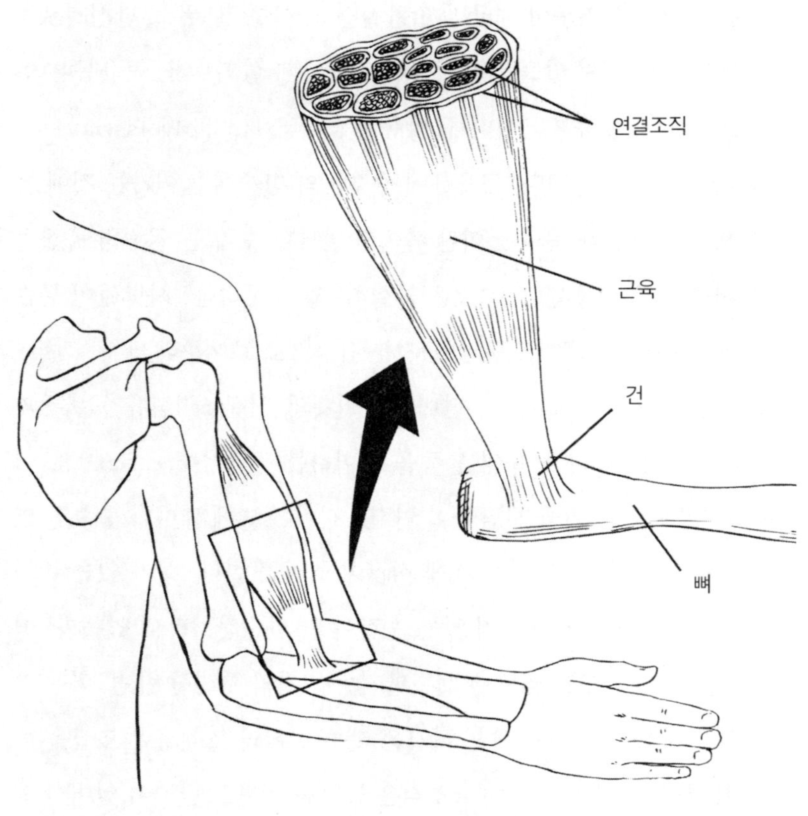

조직에 싸여 있으며, 근육 전체가 또 다른 연결조직으로 덮여 있다. 따라서 연결조직은 근육을 통과해 있으며 기본적으로 근육에 속속들이 배어 있다고 볼 수 있다. 근육섬유질은 끝이 있지만 연결조직은 끝나지 않는다. 근육의 내부와 외부에 있는 연결조직은 모두 한데 모아져 섬유질의 연결조직인 건(腱)이 되어 뼈에 붙는다. 근육이 뼈에 직접 붙어 있는 것이 아닌 연결조직으로 이루어진 건이 실제로 근육과 뼈를 연결시키는 것이다. 밀도가 다른 연결조직으로 이루어진 인대는 근육을 다른 근육과 연결시키고 뼈를 다른 뼈에 연결시키며 기관들을 제자리에 있게 한다. 연결조직은 인체 구석구석까지 모든 것들을 서로 연결시킨다. 그렇기 때문에 연결조직이라고 불리는 것이다. 따라서 근육통이란 근육과, 근육과 연관된 연결조직에 영향을 미치는 질병이다.

근육통은 근육이 있는 곳이면 어디든 나타날 수 있다. 제한된 부분에 나타나는 통증, 쑤심, 건드리면 아픈 것 등이 가장 일반적인 증상이다. 심한 경우에는 조금만 움직여도 꼼짝 못할 정도의 고통이 발생한다. 껴안거나 재채기를 하거나 심지어는 도로의 울퉁불퉁한 부분을 운전할 경우에도 극심한 통증에 시달려야 한다. 불충분한 수면, 붓고 물러진 분비선, 끊임없는 스트레스, 불안, 짜증 등이 통증과 함께 따라온다. 결코 기분 좋은 일이 아니다.

이에 관한 의학계의 전통적 입장이 근육통의 원인은 미스터리이며 '아무도 모른다' 라는 것을 우리는 이미 알고 있다. 그러나 의사들은 자신들의 무지를 가리기 위해 추측이라는 문을 활짝 열어놓았다. 이때 그 문을 열고 들어오는 것이 바로 우리의 가장 진부하고 식상한 적이자 희생양인 '바이러스' 다. 그렇다. 어쩌면 바이러스 감염일지도 모른다. 혹은 원인을 모르는 박테리아에 의한 감염일 수도 있다. 그러나 대부분의 사람들은 의사들이 말하는 것 외의 다른 어떤 바이러스나 미생물에 대해서 결코 알지 못한다. 의료계 사람들은 난처할 때면 언제나 바이러스나 알려지지 않은 존재의 작용에 기대를 거는 것 같다. 그들이 달리 무슨 말을 할 수 있을까? 그러나 정작 원인은 바이러스가 아닐 수도 있다는 데 문제가 있다.

그 같은 상태의 원인이 되거나 더욱 악화시킬 수 있는 요인에 대한 또 다른 추측은 스트레스, 긴장, 불안, 우울증과 관련된 것이다. 하지만 이것은 모두 우연한 환경을 바탕으로 한 어림짐작에 불과하다.

근육통이 처음 묘사된 것은 1800년대 초기지만, 불구가 되는 주요 원인으로 미국 의학협회가 공식적으로 인정한 것은 1987년이며 아직도 일부 의사들은 그 존재를 인정하지 않고 있다. 밤낮으로 가차 없는 고통에 시달리면서도 의사로부터 그 모든 것이 일종의 심리적 장애일 가능성이 높다는 말을 들으며 프로잭 *Prozac*이나 다른 항울제 처방전만을 받는 것을 상상할 수 있겠는가? 그렇다. 그런 방법은 더욱 심한 스트레스나 불안, 우울증의 원인이 될 것이다. 의심할 여지가 없다.

근육통의 전형적인 치료방법은 추측이라는 위험한 지뢰밭을 통과하고 시행착오를 거듭하는 여정과 같다. 물론 가벼운 마사지, 생체자기제어, 침술과 지압, 뜸, 스트레칭, 운동과 같은 수많은 처치법이 있지만 근육통에 대한 일반적이고 자동적인 접근방법은 현기증이 날 정도로 길게 나열된 처방약들이다. 강력하고 파괴적일 수도 있는 수십 가지 처방약들의 이름을 훑어보는 것만으로 위축되고 소름끼치는 사람들이 있을 것이다. 그중에는 졸음을 오게 하거나 근육을 풀어주기 위해 처방되는 약이 있고, 신체의 구석구석 수없이 많은 곳에서 발생하는 통증을 해소하기 위해서 조제되거나 피로, 편두통, 장경련, 소화불량 등의 증상에 대해 조제되는 약이 있으며, 항불안제, 항울제, 그리고 (비록 근육통이 염증에 의한 것이 아니라고 여겨지지만)소염제 등이 있다. 잘 알려진 몇 가지 약들의 이름을 거론하자면 엘라빌 *Elavil*, 인데랄 *Inderal*, 팍실 *Paxil*, 프로잭, 타가멧 *Tagamet*, 잔탁 *Zantac*, 재넥스 *Xanax*, 졸로프트 *Zoloft* 등이 바로 그것이다.

　그처럼 무모한 투약에 대해서 여러분이 알아야 할 매우 중요한 점이 2 가지 있다. 첫째, 이들 중 일부 약에 내재한 독성은 아주 심각한 부작용을 유발할 수 있다는 것이다. 이 자리에서 그것들을 일일이 거론할 수 없을 정도로 너무 많다. 가능성 있는 역효과를 간과하는 것은 공포소설을 읽는 것과 같다. 그 약들 때문에 심장, 콩팥, 간, 피부를 포함한 인체의 모든 부분이 부정적인 영향을 받을 수 있다. 두통, 복통, 메스꺼움, 구토, 설사, 소화불량, 혈액장애, 면역장애 등을 유발하는 원인이 될 수도 있다. 그 끝없이 나열되는 약으로 인한 부작용에는 사망도 포함된다.

　한 가지 증상에 대한 약이 실제로는 다른 증상에 대한 부작용을 낳는 경우도 있다. 그것들은 우리 몸을 더욱 황폐화시키며 근육통의 극복을 더욱 어렵게 만든다. 특히 리도케인 *Lidocaine* 이나 프로케인 *Procaine* 과 같은 일부 약들은 아픈 부위에 직접 주사를 놓는다. 그렇게 하는 것은 실제로 그 병에 대해 알려진 것이 아무것도 없고 따라서 그것을 치료할 아무런 방법도 없으므로, 환자가 어떤 방법으로 병을 극복하게 되는지를 알아보자는 것뿐이다.

　두 번째는 위에서 언급한 그 모든 약들이 근육통을 극복하는 데 하등의 효과도 없다는 것이다. 이들 약은 단 한 가지 목적을 가지고 있는데, 그것은 통증을 충분히 경감시켜 환자가 그 병과 함께 삶을 살아갈 수 있도록 해주는 것이다. 더욱이 어떤 약이 이롭고 어떤 약이 해로운지 알아내는 방법이 없고 서로 다른 약들이 체내에 들어와 동시에 어떤 효과를 낼지 판단하는 기술이 없으므로, 정확한 약을 찾아내는 것은 오직 숱한 시행착오에 의해서만 가능하다. "이 약은 효과가 있을지도 모른다. 이것을 시도해보자. 만약 효과가 없다면 다른 것을 시도해보자. 아마도 그것은 효과가 있을 것이다. 아니면 2가지를 복합적으로 사용해 효과를 살펴보자. 그리고 그것이 별 효과가 없으면 다른 약들을 조합해본다."

이것의 취지는 환자를 죽이지 않는 선에서 그의 고통을 줄여주는 약을 우연히 발견하겠다는 것이다. 더욱이 서로 다른 약들을 끊임없이 권하는 것은 환자에게는 절망적인 메시지이며 의사들에게는 근본문제를 모르고 있다는 당혹함을 다시 한번 확인시켜 줄 뿐이다. 평생 동안 어떤 부작용이 나타나는지 지속적으로 관찰하면서 말이다. 그러나 의약계 종사자들에게는 이러한 일이 결코 특별하지 않다.

루푸스는 피부에 국한되어 원반 모양으로 나타나는 홍반성루푸스와 전신성루푸스 2종이 있다. 나는 보다 일반적인 형태인 전신성루푸스에 대해 다룰 생각인데, 그 이유는 그것이 근육통과 유사하기 때문이다. 결코 그것을 배우는 것이 홍반성루푸스를 호전시키는 데 도움이 되지 않기 때문이 아니다. 하지만 앞으로 내가 루푸스라는 용어를 사용할 때는 그것이 전신성루푸스를 지칭한다는 것을 전제로 하겠다.

루푸스는 연결조직의 장애다. 나는 시종일관 근육통과 루푸스를 한데 연결시켜왔는데 왜냐하면 그들이 결국은 동일한 질병이기 때문이다. 그 두 질병은 같은 것이 아니며 서로 별개의 것이라고 말하는 사람들도 있다. 그리고 그 말은 어느 정도 사실이기도 하다. 루푸스는 염증으로 분류되고 근육통은 그렇지 않다. 근육통은 주로 근육 내부의 연결조직에 영향을 주는 반면 루푸스는 주로 인대, 건, 그리고 기관의 주변에 영향을 끼친다. 그러나 넓은 의미에서 본다면 이들은 같은 것이다. 2가지 모두 연결조직과 연관이 있다는 말이다.

앞서 설명한 근육통에 대한 사항은 모두 루푸스에도 그대로 적용된다. 의학계에서는 둘 다 원인이 알려지지 않은 것으로 간주한다. 그리고 둘 다 매우 고통스럽다. 통증, 극도의 피로감, 불쾌감, 임파선이 붓고 무르는 등의 증상을 보이며 우울증, 불안, 긴장, 스트레스, 수면부족, 소화불량의 원인이 된다. 또한 두 병 모두 운에 맡기는 식으로 다양한 약들을 투여해 치료한다는 것을 빼놓을 수 없다. 이처럼 그 둘은 근본적으로 같은 문제이며 체내의 약간 다른 부위에서 발생한다는 점이 다를 뿐이다. 루푸스로 진단받은 사람 중 55%가 근육통도 함께 진단받는 것은 결코 우연이 아니다.

단어에 '염'이라는 접미사가 붙으면 그것은 '염증'을 의미한다. 따라서 맹장염은 맹장에 염증이 생긴 것이고 피부염은 피부에 염증이 생긴 것이다. 마찬가지로 장염은 장에 염증이 생긴 것이고 대장염은 대장에 염증이 생긴 것이다. 소장에 생긴 염증이 1cm 떨어져 있는 대장으로 이동하면 대장염이라는 다른 이름으로 불린다. 이것들은 결코 다른 것이 아니며 똑같은 문제로 생긴 결과들이다. 근육통과 루푸스도 마찬가지다. 이 병들은 모두 연결조직에 고통을 준다. 그렇다. 근육의 연결조직에 통증이 있으면 근육통이라 부르고 그 근육의 주변에 있는 건과 인대의 연결조직에 통증이 있으면 루푸스라 부르는 것이다. 하지만 이 책의 목적을 위해 나는 체내에 있는 모든 연결조직과 관련된 문제를 극복하는 것에 대해 말하고자 한다. 근육통과 루푸스가 이에 포함되는 것은 말할 필요도 없다.

자, 이제 고통의 첫 번째 원인이 되는 관절염에 대해 알아보기로 하자. 관절염, 즉 관절에 생긴 염증 때문에 미국에서만도 성인 3명 중 1명, 총 약 7천만 명에 가까운 사람들이 고통을 겪고 있다.[26] 여러분은 내

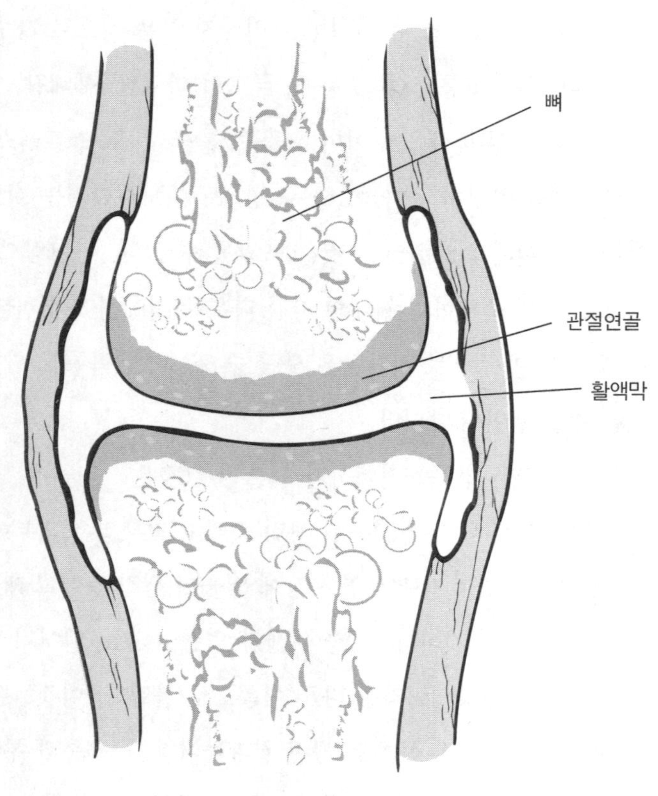

가 체내 연결조직과 연관된 질병을 경감시키는 것에 대해 이야기하면서 자꾸 관절염을 언급하는 것이 의아할지도 모르겠다. 그러나 여러분이 간과하고 있는 것은 관절염이 연결조직에 생긴 장애라는 점이다.

인간의 골격체계는 그야말로 훌륭한 창조물이다. 그것은 크고 작은 뼈들로 얽혀진 거미집 모양으로 되어 있어서 똑바로 설 수 있고 원하는 방향으로 움직일 수 있도록 몸을 지탱시키고 형태를 잡아준다.

체내에는 206개의 뼈가 있으며 목에 있는 뼈(설골)를 제외한 모든 뼈들이 다른 뼈와 연결되어 있다. 이처럼 연결이 이루어진 부분을 관절이라고 부른다. 이들 관절이 아니면 사람은 뻣뻣하게 서 있기만 할 뿐 움직이지는 못할 것이다.

체내의 관절 수가 수백 개에 이르니만큼 관절염과 관련된 질병만도 100가지가 넘는다. 100여 가지 관절과 관련된 질병 중 가장 보편적인 질병은 골관절염과 류마티스성관절염이다.

골관절염과 관련된 연결조직은 연골조직이라 불리는데 두껍고 질기고 탄력 있는 조직으로서 뼈와 뼈의 완충제 역할을 하며 골격을 지탱하고 완화한다. 이것은 매우 부드럽고 매끄러워서 뼈끼리 접촉할 때 윤활유 역할을 해준다. 관절 내에서 서로 접촉하는 각 뼈의 끝부분은 관절연골이라 하는데, 이 관절연골의 표면은 거의 마찰이 없고 마모가 되지 않음으로써 관절이 움직일 때 양쪽에 있는 뼈들이 서로 쉽게 미끄러져 지나갈 수 있도록 해준다. 마모성관절염이라고 일반적으로 일컬어지는 골관절염, 즉 퇴행성관절염은 관절염 중 가장 일반적인 것이다. 이 병은 관절연골이 마모되어 없어지면서 발생한다. 이렇게 되면 양쪽의 뼈는 서로 계속 마찰한 결과 부어올라, 관절 운동을 못하게 하는 원인이 된다. 마찰이 지속되면 관절 언저리에는 뼈 가시(Bone Spurs)라고 불리는 새로운 뼈가 자라난다. 뼈의 작은 조각이나 떨어져 나간 연골조직이 관절 내에 떠돌게 되면 그 고통과 손상은 더욱더 커지게 된다. 시간이 지나면서 새로 자라난 뼈들은 관절을 붙이기도 한다. 그렇게 되면 관절의 움직임은 극도로 제한되고 관절이 울퉁불퉁하고 기형적인 모습을 보이기도 하는데, 이런 모습은 가끔씩 사람들의 손에서 볼 수 있다.

잘못된 전선결합으로 건물이 불에 타 완전히 파괴되었다고 치자. 그

건물의 전선만 제대로 결합되었으면 화재를 예방했을 수도 있었을 것이다. 이것은 골관절염과 류마티스성관절염의 관계와 같다. 골관절염은 상해와 같은 원인에 의해 생길 수도 있지만 대부분의 경우 류마티스성관절염에서 발전된다.

류마티스성관절염과 연관된 연결조직은 활액이라 불린다. 놀라울 정도로 얇은 활액막은 굉장한 탄력을 자랑한다. 활액막은 관절과 연골을 둘러싸고 있으면서 그것들에게 자양분을 공급한다. 관절 내부로 들어가도 되는 물질과 그럴 수 없는 물질을 결정하고, 관절에 윤활유와 자양분을 공급해주는 투명하고 끈적끈적한 물체인 활액을 생산해내는 것이다.

활액에 염증이 생기거나 해서 완전히 손상되면 그때부터 모든 문제가 시작된다. 관절과 연골은 그 무엇으로부터도 보호받지 못한다. 그렇게

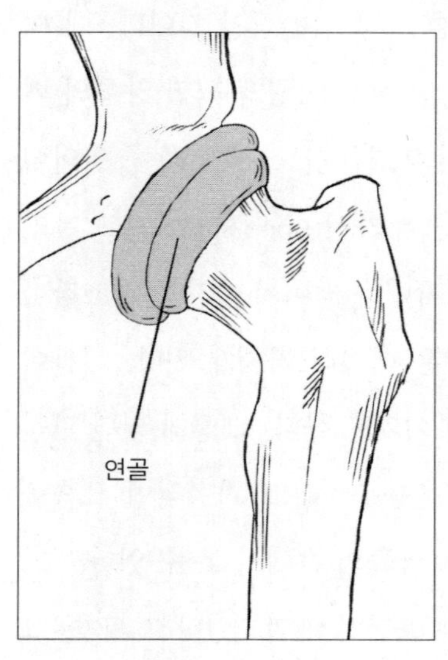

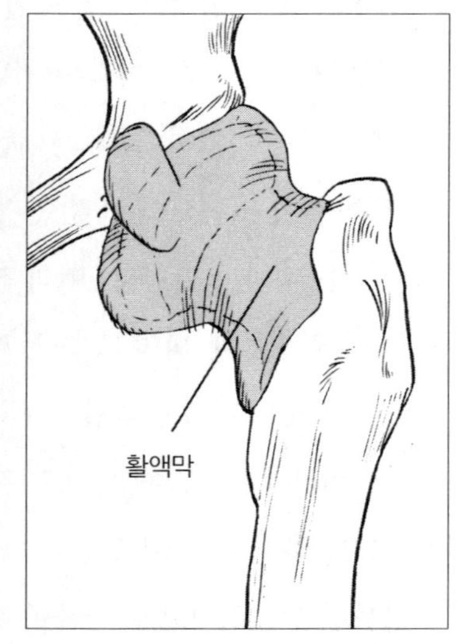

되면 처음에는 연골이, 그 다음에는 뼈의 상태가 악화된다. 그런 식으로 류마티스성관절염이 골관절염으로 발전한다. 이것은 또한 이 책의 지침을 따라할 경우 류마티스성관절염을 앓고 있는 사람들이 회복되는 속도가 골관절염을 겪고 있는 사람들보다 훨씬 빠른 이유기도 하다.

활액에 염증이 생기거나 무리가 생겨도 심각한 손상이 없다면 적절한 절차를 통해 치료될 수 있다. 그러나 활액이 완전히 손실되어 연골이 돌이킬 수 없을 정도로 손상되거나 완전히 없어져버린 골관절염 환자가 회복될 가능성은 극히 희박하다.

만성피로증후군이 어떻게 이 범주에 들게 되었는지 살펴보면 그 연결고리가 매우 인상적임을 알 수 있다. 우선 이에 관한 의료계의 지배적인 의견을 다시 살펴보자. 관절염, 근육통, 루푸스와 함께 만성피로증후군의 원인도 '아무도 모르는' 것으로 추측된다. 그들은 관절염, 근육통, 루푸스와 함께 이것도 바이러스에 의한 결과일 수 있다고 의구심을 품는다.

만성피로증후군의 증상도 관절염, 근육통, 루푸스와 비슷하다. 비록 만성피로증후군의 가장 두드러지는 증상이 압도적인 피로감인 반면 관절염, 근육통, 루푸스의 눈에 띄는 증상은 통증이지만 말이다(피로감은 관절염, 근육통, 루푸스의 증상 중 하나기도 하다). 통증 역시 만성피로증후군의 한 증상이며, 이것은 두통과 관절통으로 경험될 수 있다. 근육통이나 루푸스와 함께 만성피로증후군은 근육의 약화, 부어오름, 물렁물렁한 분비선, 수면부족, 초조함, 우울증의 원인이 된다. 마지막으로 치료수단은 (여러분도 추측했겠지만) 증상을 완화시킬지도 모른다는 희망만으로 실험적으로 투여되는 약물들뿐이다.

만성피로증후군과 근육통은 일부 의사들이 그 둘을 같은 것으로 추측할 만큼 현저하게 닮았다. 만성피로증후군을 진단받은 많은 사람들은 실제로 근육통을 갖고 있다. 여러분은 이 책을 통해 만성피로증후군이 관절염, 근육통, 루푸스에 어떤 영향을 미치고 다시 그것들로부터 어떤 영향을 받는지 더 많이 알게 될 것이다.

어떤 사람이 아파서 의사를 찾았는데 그 원인이 관절염처럼 쉽게 진단될 수 있는 것이 아니라면 그것은 근육통, 루푸스, 만성피로증후군일 확률이 상당히 높다. 왜냐하면 그들은 직접적으로 인식할 수 있는 원인도 없이 인체를 아프고 약하게 만들기 때문이다.

나는 관절염, 근육통, 루푸스, 만성피로증후군과 연관된 터무니없는 견해들에 대해 다루어야 할 필요성을 느낀다. 솔직히 말하면 아까운 시간을 할애해가며 이 문제를 다루어야 한다는 것에 짜증이 날 정도다. 하지만 그런 어처구니없는 견해들이 사람들을 기만하고 있고, 매우 많은 의사들로부터 지지를 받고 있다. 그 견해란 다름 아닌 관절염, 근육통, 루푸스, 만성피로증후군이 모두 자가면역장애라는 것이다.

자가면역장애란 흥분한 면역체가 자신의 건강한 세포나 기관, 또는 조직을 잘못 알고 공격함으로써 병을 발생시키는 것이다. 인체의 면역체가 갑자기 이상해져서 자신이 보호해야 할 바로 그 기관을 공격한다. 즉, 면역체가 인체 내의 조직과 기관을 '나'라고 인식하는 능력을 잃어버려 그것을 적으로 알고 공격한다는 것이다. 현재 자가면역장애로 여겨지는 심각하고 만성적인 질환은 80개가 넘는 것으로 추정된다. 이것은 최악의 의학공상소설이다. 나는 요정이라는 것은 없으며 달은 초록색 치즈로 만들어진 것이 아니라는 것을 심각하게 증명해야 할 입장에 있음을 느낀다.

가능한 가장 단순한 일반적인 용어로 그것을 설명하면 다음과 같다. 체내에 있으면서 인체의 안녕을 지원하지 않거나 인체에 유해한 것은 무엇이든 항원이라 불린다. 면역체는 항원을 효율적으로 가능한 빨리 찾아내 파괴하고 제거하기 위해서 항체를 생산한다. 이처럼 생명에 중요한 기능을 수행하는 항체의 예로는 항원을 쫓아 연결조직을 돌아다니는 임파구와 같은 백혈구가 있다. 그리고 그것들은 자신들이 무슨 일을 하고 있는지 매우 잘 알고 있다.

이렇게 강력하고 역량 있는 항체들이 '어떤 것' 때문에 변덕을 부려 자신이 보호해야 할 바로 그 세포들을 공격한다고 우리는 들어왔다. 그렇게 엄청난 일을 해내는 그 '어떤 것' 이 무엇인지는 아직 밝혀지지 않았지만 첫 번째로 '의심을 받는' 것은 우리에게 너무나도 친숙한 바이러스다. 역시 의심을 받고 있는 다른 '가능성 있는' 요인들로는 박테리아, 곰팡이, 세균이나 유전적 · 환경적 · 호르몬적인 것들이다. 하지만 바이러스만큼 비난의 화살을 집중적으로 맞는 것도 없을 것이다.

항체는 어떤 장난에 속아 건강한 세포를 공격하게 되고 그것이 염증의 원인이 되며, 그 염증은 다시 심각한 질병으로 발전한다. 그렇다면 바이러스나 박테리아 혹은 극히 악독한 마수가 어디에 있는지 추적된 적이 있었던가? 혹은 그 존재가 규명되거나 격리된 적이 한 번이라도 있었을까? 단 한 번도 없었다. 나는 그 문제의 해답을 찾기 위해 수십 년 동안 허깨비 같은 병원균을 샅샅이 뒤져 찾아봤으나 결국 실패했다. 발견된 것은 아무것도 없었다. 그렇다면 항체가 처음부터 거기에 나타날 이유가 없다는 결론이 나온다. 그 질문에 대한 답은 잠시 후에 알려주겠다.

인체의 활동을 포함한 우주의 모든 것을 아주 절묘하게 지배하는 무한한 지성은 우리의 상상을 초월하며 묘사할 수 없을 만큼 이해력과 능력이 뛰어나다. 따라서 자가면역을 주장하는 이론가들이 우리에게 믿으라고 하는 것처럼 어리석고 자신을 보호할 능력이 없는 존재가 아니다.

집에 침입자가 쳐들어와서 물건들을 모두 약탈해갔다는 말을 들었다고 가정하자. 그 말을 들은 사람은 가능한 빨리 집으로 달려갈 것이다. 그러나 집에 도착했을 때 침입자가 이미 떠난 후라면 어떻게 해야 할 것인가? 당신이라면 언제 또다시 침입자가 쳐들어올지도 모르니 집을 불태워버릴 수 있을 것인가? 그것이 과연 합리적인 대처방법일까?

혹은 집에 도착했는데 침입자는 이미 가버렸고 당신의 아이들이 그곳에서 피해상황을 조사하고 있다. 당신이 '무엇' 인가의 속임수에 말려들어 아이들을 마구잡이로 공격할 가능성은? 이것은 자가면역이론을 쉽고 정확하게 설명한 것에 불과하다. 여러분은 불행하게도 현혹되어 순전히 추측 이외에 아무것도 아닌 이 가공의 소설을 받아들일지도 모른다. 하지만 그것은 지구가 편편하기 때문에 멀리 여행하다보면 지구의 벼랑 끝으로 떨어진다는 개념처럼 정확하지 않은 것이다.

구름이 해를 가려 어두운 날에도 태양이 구름 밖으로 빠져 나오면 밝아진다. 관절염, 근육통, 루푸스, 만성피로증후군에 대해 여러분이 들어온 것들은 대부분 추측과 이론, 억측들로서 그 질병들을 다룰 수 있는 방법은 고사하고 그것이 실제로 무엇이며 원인은 무엇인지 분명하게 볼 수 있는 능력마저 둔화시켜왔다.

인체의 무엇이 잘못 돼가고 있다는 느낌을 받으며 그것이 눈앞에서 악화되는 것을 목격하고 있는데도 그 상황에 대해 정확하게 설명해 줄 수 있는 사람이 전혀 없다는 것이 어떤 것인지 나는 경험을 통해 알고 있다. 그래서 생긴 압도적인 무력감과 좌절감은 생활의 모든 부분을 차지해 심한 경우 다른 것은 조금도 생각할 수조차 없도록 만든다.

그 어려움에 대한 구체적인 내용은 나중에 알려줄 것이다. 지금은 관절염, 근육통, 루푸스, 만성피로증후군의 구체적이고 명확한 내용, 즉 그것들의 원인과 발병 이유, 극복방법과 재발 방지법에 대해서 말하려 한다. 여러분은 내 말에서 비현실적인 이론과 증명할 수 없는 억측, 무슨 말인지 해석하기 위해 안간힘을 써야 하는 모호한 전문용어 따위는 찾아내지 못할 것이다. 그것은 단도직입적이며 이성적이고 합당하며 합리적인 내용으로 이해하기도 실천하기도 쉬워서, 여러분이 자신의 건강에 대한 통제력을 다시 가질 수 있도록 도와줄 것이다. 여러분의 건강상태를 결정하는 환경이 더 이상 베일에 가려진 미스터리일 필요는 없다.

3
노폐물, 통증의 근본 원인

'청결은 성스러움 다음으로 중요하다.' 이 문장이 의미하는 메시지는 의심할 여지가 없다. 깨끗함이 더러움보다 낫다는 것은 누구나 인정하는 사실이다. 우리는 음식을 깨끗한 그릇에 담아 먹는다. 또한 정기적으로 차의 엔진오일을 바꿔주는데 그것은 더러운 기름으로는 차가 잘 달릴 수 없다는 사실을 알고 있기 때문이다. 그리고 우리는 몸을 씻고 문질러 때를 없애는 데도 매우 열심이다.

1950년에 발행된 보스턴 의학지에 실린 〈목욕의 남용〉이라는 칼럼에는 '쾌락과 청결을 위해 하는 전신목욕은 일주일에 한 번으로 충분하다. 그 이상 자주하는 목욕은 위험한 것으로 여겨진다' 라는 격세지감을 느끼게 하는 내용이 있다. 무엇이 잘못되었을까? 지금 이 책을 읽고 있는 사람 중 일주일에 한 번 정도 목욕을 하겠다고 생각하는 사람이 얼마나 될지 궁금하다.

청결의 미덕은 수십 번 강조해도 부족하다. 그것이 특히 관절염, 근육통, 루푸스, 만성피로증후군을 이해해가는 여정에서라면 더욱 그러하다.

생물체가 삶을 유지하기 위해서는 꼭 필요한 활동들이 있다. 그 생명체가 단세포인 아메바든 완전히 성장한 인간의 몸이든 상관없이 생명이 존재하기 위해서는 다음 3가지 활동이 존재해야 한다. 그 활동이란

1. 영양분을 섭취하는 활동
2. 일정 형태의 신진대사를 하는 활동
3. 노폐물을 제거하는 활동

물론 에너지를 생산해내고 이동하는 등의 다른 활동들도 존재한다. 하지만 위에 언급한 3가지는 생명체의 원초적인 활동이다. 위에 언급한 3가지 중 어느 하나라도 방해받거나 억제되면 생명체는 위협을 느끼게 되며 그의 몸은 고통을 겪게 된다. 만약 이 3가지 활동 중 어느 하나라도 중단된다면 과연 생명체는 어떻게 될 것인가? 말할 것도 없다. 그를 기다리는 것은 죽음일 뿐이다. 그렇기 때문에 이 3가지 기능이 생명에 결정적으로 중요하다.

그러나 나는 이 3가지 중에서도 세 번째 기능인 '노폐물 제거'에 가장 초점을 두고 싶다. 그 이유는 그것이 관절염, 근육통, 루푸스, 만성피로증후군을 이해하는 열쇠이기 때문이다. 앞서 나는 청결이 극도로 중요하다고 말했다. 사람의 몸속도 마찬가지다. 체내의 노폐물 제거능

력이 체내의 청결을 결정한다. 노폐물 없이 청결을 유지하는 인체가 그렇지 못한 인체보다 기능을 더 잘 수행하고 더욱 건강할 것이 확실하다. 그러므로 나는 앞으로 체내로부터 노폐물을 제거하는 것을 촉진하거나 방해하는 요인들이 어떤 것인지 여러분에게 알려줄 것이다. 아직 여러분은 인체의 노폐물제거와 관절염, 근육통, 루푸스, 만성피로증후군과의 관계가 얼마나 중요한지 잘 모를 것이다. 서둘지 말길. 내 말을 찬찬히 듣다보면 어느새 알게 될 테니 말이다.

여러분은 건강에 대한 논의에서 음식이 언급되는 것을 들어본 적이 있는가? 그렇다면 어떤 음식이 몸에 들어가고 또 들어가서는 안 되는지에 대해서만 초점이 맞춰지고, 무엇을 배출해야 하는지에 대한 것은 거의 논외라는 것을 알아챈 적이 있는가? 논의의 대상은 음식물, 물, 영양소, 영양보조식품의 종류와 질, 이 모든 것들이 우리 몸에 제대로 반영되느냐 그렇지 않느냐 하는 것뿐이다. 그러나 정작 우리가 알아야 할 것은 우리가 무엇을 어떻게 배출하느냐 하는 문제다. 몸에서 배출되어야 하는 것들로 관심을 옮긴다면 노폐물 제거를 최적화할 수 있는 적절하고 합당한 방법을 취하기 시작할 것이며, 그럼으로써 여러분이 갈망하는, 그리고 우리 몸의 자연적이고 정상적인 상태인 통증 없는 삶을 실현하게 될 것이다.

이것에 대해 좀더 깊이 들어가기 전에 나는 앞서 말한 관절염, 근육통, 루푸스, 만성피로증후군을 극복하는 데 커다란 지원군이 되는 우리 몸에 먼저 경의를 표하지 않을 수 없다. 책을 쓰거나 세미나를 개최하거나 일대 일로 어떤 사람과 얘기할 때, 나는 언제나 사람들에게 그들의 몸에 대한 경외심을 심어주려고 최선의 노력을 한다. 나는 인간의 몸이 하는 일이 얼마나 장엄한지를 묘사하려고 애썼지만 항상 그것을 표현함에 있어 부족함을 느껴왔다.

일테면 우리에게 보고 들을 수 있게 해주는 경탄할 만한 지성적 존재를 정교한 그림으로 그려낸다 하더라도 우리 몸이 하루 24시간 동안 보여주는 그 진정한 기적과는 결코 비교할 수 없다. 인간의 몸은 매순간 수조에 달하는 가장 복잡하고 난해한 행위를 현존하는 어떤 컴퓨터도 무색하게 할 만한 정확함으로 수행하고 있다. 그 행위들은 믿기 어려울 만큼 놀라워서 그것을 이해하려고 노력하는 데만 100년 이상이 걸릴 것이다.

난 아무리 뛰어난 재능을 타고난 사람이라 하더라도 인체의 진정한 힘과 능력, 정확성을 말로 표현해낼 수가 없다고 생각한다. 그것은 마치 신을 온전히 묘사하려는 것과 같다. 나는 신에 대한 다른 사람들의 의견을 듣는 것을 좋아한다. 그리고 나는 신과 관련된 책을 읽을 때마다 다른 곳에서는 좀처럼 볼 수 없는 단어를 예외 없이 발견하곤 한다. 그 단어는 바로 Ineffable이다. 웹스터 *Webster* 사전은 이 단어를 '말로는 표현할 수 없는'으로 정의한다. 일반적으로 인체는 신의 가장 훌륭한 걸작품으로 간주되고 있기 때문에, 내가 그 진정한 웅대함을 제대로 묘사하지 못한 것은 어찌 보면 당연한 일이다.

인체를 가장 중요하게 여기는 곳으로 의료 분야와 자연위생 분야가 있다. 그러나 이들 두 분야는 서로 극과 극으로 대치해 있다. 의료계의 입장에서 인체는 유해한 바이러스와 세균, 박테리아나 여러 가지 다양한 적들의 끊임없는 공격에 굴복할 위험이 있는 무력하고 불운한 볼모에 불과하다.

다른 한편으로 위생학은 인체를 강력하고 역동적이며 자신을 보호할 능력과 좋은 건강상태를 일정하게 유지시킬 수 있는 능력을 충분히 갖추고 있는 존재로 본다. 인체에 적절한 관리와 생물학적 필요, 즉 생명유지에 필요한 영양소와 에너지를 공급해주는 한 고통은 다가오지 못한다고 보는 것이다.

솔직히 말해서 보이지도 않는 세균들이 우리가 겪는 모든 질병에 책임이 있다면 인류는 오래 전에 전멸했어야 한다. 모든 건강문제를 세균에 전가하려는 것은 질병의 원인을 달리 설명할 수 없는 사람들이 일부러 고안해낸 일종의 연막장치일 뿐이다.

그들이 말하는 것 중 가장 큰 모순은 어느 장소에나 수많은 세균들이 존재하는데 어떤 사람은 병이 들고 비슷한 환경에 있는 다른 사람은 병에 걸리지 않는다는 점이다. 합리적인 진단을 할 수 없을 때 세균 탓을 하는 사람들에게 이 명확한 모순은 오랫동안 약점인 동시에 경악의 원천이 되어왔다.

그렇다면 과연 이 모순은 어떻게 설명될 수 있을까? 그것은 '감염성'이라는 한 단어로 설명된다. 여러분은 이쯤에서 다시 의문이 생길 것이다. 도대체 쉽게 감염되는 사람과 그렇지 않은 사람의 차이는 무엇이란 말인가? 《머크 메뉴얼 *Merck Manual*》은 인체를 괴롭히는 약 5천 가지 질병을 설명한 의료계의 성서다. 이 메뉴얼은 근육통의 원인을 설명하면서 '바이러스나 알려지지 않은 박테리아가 건강하지 않은 인체에 증후군을 나타내게 하는 원인이 될 수 있다'고 기술하고 있다. 하지만 도대체 어떤 사람이 쉽게 병에 감염되고 또 어떤 사람이 그에 대한 저항력을 갖고 있는지, 혹은 그 차이를 만드는 원인은 무엇인지에 대해서는 어느 곳에서도 언급되고 있지 않다.

나는 오랜 연구를 통해 질병을 결정하는 요인으로서 감염성이란 단어가 항상 '내부 영역'이라는 조건으로 요약된다고 자신 있게 말할 수 있다. 내부 영역의 조건이 무엇을 말하는 것인지 추측해보라. 그건 청결을 의미한다! 즉 우리 몸에 누적된 노폐물들이 고통의 완벽한 발판 역할을 할 것인가, 아니면 노폐물을 깨끗이 청소하여 고통이 발 디딜 곳을 원천봉쇄할 것인가가 관건인 것이다. 그것이 누가 감염성이 뛰어나고 누가 그렇지 않은가를 결정하는 것이다. 자, 이제 결론은 뚜렷해졌다. 여러분은 내부 영역을 깨끗이 하여 관절염, 근육통, 루푸스, 만성 피로증후군이 자리 잡을 가능성을 최소화하고 신체 기능을 최고조로 하는 것에 모든 노력을 기울여야 한다.

앞서 언급한 바와 같이 우리 몸은 음식물 섭취, 신진대사와 함께 노폐물 제거의 과정이 반드시 필요하다. 그렇다면 이 노폐물들은 무엇이며 어디서 생기는 것일까? 노폐물이 생긴다는 것은 생명의 반증이다. 살아 있는 모든 존재들은 정상적이고 자연적인 신진대사의 결과로 독소라 불리는 일정량의 노폐물을 발생시킨다. 즉 모든 사람의 체내에는 일정량의 독소가 항상 존재하는 것이다. 건강상태나 생활양식, 영양섭취의 정도에 상관없이 일정량의 독소는 언제나 존재할 수밖에 없다.

자동차의 경우 노폐물은 배기가스를 통해 내보내고 일정량의 찌꺼기와 먼지는 내부에 쌓이게 된다. 그렇기 때문에 우리는 정기적으로 기름을 교체한다. 찌꺼기와 먼지가 독소의 형태로 나타나는 것을 제외하고는 우리 인간의 몸도 차와 마찬가지이다. 문제는 이들 독소가 제거되는 것보다 더 많이 생산될 때이다. 이런 상황은 체내로부터 독소를 씻어

내릴 에너지가 충분치 않거나 노폐물 제거를 담당하는 체내 장치가 그 기능을 효과적으로 수행할 수 없을 때 발생한다.

그 자연적인 노폐물의 출현은 다음처럼 2가지 경우가 있다. 첫 번째는 체내의 세포가 파괴되거나 죽으면서 발생한다. 인체는 엄청나게 많은 수의 세포로 구성되어 있다. 우리 몸은 100조에 가까운 세포로 구성되어 있으며, 매 분마다 2억이 넘는 새로운 세포가 오래된 세포를 대체한다. 매일 수백억에 달하는 세포가 죽어나가는 과정에서 나온 잔여물이 제대로 제거되지 않으면 몸 안에 쌓여 각종 고통을 초래하는 것이다. 두 번째 노폐물의 근원은 우리가 먹은 음식물로부터 발생한다. 인간은 평생 동안 약 6.4만 kg의 음식물을 섭취하는데, 바로 그 과정에서 독성이 있는 노폐물이 상당량 발생된다.

신진대사의 결과로 발생되는 찌꺼기는 장에 남겨진 음식물 쓰레기뿐만이 아니다. 그보다 훨씬 더 광범위하다. 우리 몸 전체는 앞서 말한 바와 같이 100조 개에 달하는 세포로 구성되어 있다. 심장, 뼈, 피부, 피, 연결조직 등이 세포로 구성되어 있다. 이 모든 세포들 또한 연료를 받아서 수만 가지의 활동을 수행하며 노폐물을 생산하는 것이다.

이처럼 써버린 세포들과 신진대사의 찌꺼기들은 지속적으로 노폐물로 변해 쌓이게 된다. 따라서 노폐물들은 고통의 원인이 되기 전에 정기적으로 또한 효율적으로 인체로부터 제거되어야 한다.

이제부터의 이야기는 독자들에게 가장 자극적인 내용으로 다가갈 것이다. 또한 자연위생학 분야가 인간의 건강상태를 개선하는 데 아주 효과적인 것임을 알려주는 핵심적인 대목이기도 하다. 의료종사자에 따르면 원인이 알려지지 않은 대부분의 질병은 체내의 기관을 오염시키는 독소를 제거하지 않아 생긴 직접적인 결과이다.

오해하지 않길 바란다. 체내의 모든 문제가 노폐물이 제거되지 않아서 생긴 결과라고 말하는 것은 결코 아니다. 사람들은 음독을 하거나 수년 동안 흡연할 수도 있고, 석면을 들이 마시거나 오염된 환경과 접할 수도 있다. 이처럼 나는 고통의 원인에 얼마든지 변수가 작용한다는 것을 알고 있다. 그처럼 수많은 고통의 원인이 존재하지만, 나는 고통과 쇠약에 관련된 대부분의 병들이 오랫동안 인체에 쌓인 노폐물의 결과라고 주장한다. 관절염, 근육통, 루푸스, 만성피로증후군은 이 사실을 증명하는 가장 대표적인 예다. 즉, 제거되지 않은 독소들은 관절염, 근육통, 루푸스, 만성피로증후군의 원인이라는 것이다.

그렇다면 체내에 노폐물이 누적되는 이유는 무엇일까? 앞에서도 약간 언급했지만 노폐물을 배출해낼 충분한 에너지가 없거나 담당 기관이 과중한 업무에 시달려 맡은 바 책임을 제대로 하지 못하기 때문이다. 그 결과 노폐물은 체내의 조직 속에 파고들어가 에너지가 충분해지거나 담당 기관이 효율적으로 작동하게 될 때를 기다린다. 이렇게 쌓인 독소로부터 모든 해악이 시작된다. 다만 독소가 쌓이는 장소에 따라 질병의 이름이 달라질 뿐이다.

특정한 유전적 성향을 제외하고는, 사람들이 노폐물에 어떻게 반응하게 될지 아무도 예측할 수 없다. 어떤 사람의 경우엔 노폐물이 췌장에 자리 잡아 당뇨의 원인이 될 수 있으며 어떤 사람의 체내에서는 동맥 안에 쌓여 심장병의 원인이 될 수도 있다. 또 다른 사람의 경우에는 장기에 쌓인 노폐물이 기관의 기능을 저하시킬 수도 있다. 또 다른 경우에는 내장 벽에 쌓여 과민성대장증후군이나 대장염, 크론씨병

(Crohn's Disease)의 원인이 되기도 한다. 마찬가지로 노폐물이 연결조직에 쌓이면 관절염, 근육통, 루푸스의 원인이 되기도 하는 것이다.

나는 관절염, 근육통, 루푸스를 겪고 있는 사람들이 식단을 바꿈으로써 고통을 완화하고 에너지를 증진시키는 것을 보아왔다. 그리고 이 책도 체내에 축적된 독소를 어떻게 하면 제거할 수 있고, 독소의 발생을 최대한 줄이기 위해서는 어떤 방법으로 식사를 해야 하는지에 대해 많은 지면을 할애하고 있다.

여러분은 세차 후의 기분을 잘 알 것이다. 차가 세차장을 빠져나오면 마치 차가 더 잘 달리는 것처럼 느껴진다. 펜더가 들어가고 페인트가 벗겨졌어도 상관이 없다. 새로 세차한 차를 타고 가는 느낌은 마냥 좋기만 하다. 그러나 세차했다는 이유만으로 차가 실제로 더 잘 달릴 수 있다고 생각하는가? 물론 아니다. 차의 외부에 정성을 쏟는 만큼 내부에도 신경을 써야만 한다. 정기적으로 차 내부를 관리하지 않으면 아무리 외장 수리나 세척을 해도 소용이 없다. 엔진오일과 윤활유를 교체하고 전지를 충분히 충전시키는 등, 차가 잘 달릴 수 있도록 정기적으로 관리해야 하는 것이다.

이것은 인체에도 똑같이 적용된다. 대부분의 사람들은 매일 샤워를 함으로써 신체의 외부를 정기적으로 관리할 것이다. 사람들은 머리에 샴푸를 하고 손발톱을 자르고 양치를 한다. 이런 기초적인 세척행위를 몇 주일이나 몇 달, 심지어는 몇 년간 하지 않은 채 살아가는 사람이 있다는 것은 상상하기도 힘들다. 하지만 더 놀라운 사실이 있다. 대부분의 사람들이 자신의 신체 내부를 관리하거나 세척하는 데 조금의 노력도 기울이지 않고 수십 년을 살아가고 있다는 것이다. 우리를 생존 가능케 하는 것은 신체의 내부다. 외부는 단지 보여주기 위한 것에 불과하다.

어떤 사람이 지저분한 옷과 헝클어진 머리, 하루 종일 닦지 않아 텁텁한 치아, 몇 달간 목욕을 하지 않아 역겨운 체취가 나는 상태로 친구들과의 모임에 참석한다고 생각해보라. 여러분은 상상만으로도 몸을 움츠릴 것이다. 그러나 그런 상상만으로도 역겨운 표정을 짓는 사람들이 신체 외부에 하는 것과 똑같은 관리를 신체 내부에는 할 생각조차 하지 않으니 도대체 어찌된 일인가? 차의 정기 점검과 튠업을 빼먹는다는 것은 꿈도 꾸지 못할 많은 사람들이 자신의 몸에는 전혀 신경을 쓰지 않는다.

내가 말하는 것은 어렵거나 복잡하거나 비싼 대가를 치러야 하는 것이 아니다. 우리 몸을 세척하고 독소를 제거하는 데 수십만 원이 드는가? 그것은 인체가 노폐물을 제거함으로써 자신의 건강을 최적화하려는 본능적이고 지속적인 노력이다. 인체가 세척이라는 절대 불가결한 기능을 하지 않는 유일한 경우는 어떤 이유로든 그 기능이 방해받은 경우밖에 없다. 수백만의 사람들이 자신도 모르는 사이에 그렇게 하고 있다. 그들은 체내 노폐물 제거의 중요성을 한 번도 들어본 적이 없다. 더욱 중요한 것은 그 누구도 우리들에게 어떻게 하면 신체가 방해받지 않고 제 역량을 다해 바람직한 일을 수행할 수 있는지 보여준 적이 없다는 점이다.

우리 몸은 어떤 방법으로도 강요하거나 자극할 필요가 없다. 제 기능을 다할 수 있는 기회만 제공해주면 된다. 그것은 자동적이다. 우리는 눈을 깜빡이기 위해 힘을 가할 필요가 없다. 호흡을 위해 폐에 힘을 줄

필요도 없다. 음식물을 먹은 후 위에게 소화액을 분비하도록 강요할 필요도 없다.

손가락을 베었다고 생각해보라. 손가락에 상처가 생겼다고 해서 체내의 모든 액체가 빠져나와 사람이 죽게 되는가? 이처럼 우리 몸은 손가락을 베었을 때조차 매우 놀랍고 경이로운 기적을 연출해낸다. 하지만 우리는 그 기적을 당연한 것으로 받아들인다. 우리가 알고 있는 것은 우리 몸이 끊임없이 스스로를 치료한다는 것이다. 우리가 신체를 강요해 그렇게 되는 것이 결코 아니다. 몸이 자신을 보호하기 위해 스스로 그렇게 하는 것이다. 손가락을 베었어도 상처부위를 깨끗이 씻고 내버려두는 것 외에 우리가 의식적으로 하는 것은 아무것도 없다.

그러나 우리 몸은 다르다. 첫째, 인체는 피를 응고시키거나 진하게 하여 피가 계속 흘러나오는 것을 막는다. 그런 다음에 상처를 보호하는 딱지를 만들어 그 밑에서 피부가 치료되고 다시 재생되도록 한다. 상처가 치료되면 딱지가 떨어져 나가고, 대부분 베었던 자리에는 흔적조차 남지 않는다. 참으로 감동적이다. 체내에 다른 어떤 일이 일어나고 있든지, 다른 어떤 일을 해야 하는지에 상관없이 우리 몸은 이 모든 일을 스스로 훌륭하게 해낸다.

인체는 14.5만km의 혈관을 통해 약 7l의 피를 공급하고, 몸의 균형과 체온을 유지하며, 음식물을 피와 뼈, 피부, 치아, 머리카락, 기관으로 변환시키는(어떤 과학자도 해낼 수 없는 놀라운 업적이지 않은가!) 등, 일상의 수많은 활동을 수행해 나가는 동안에도 피부가 상처를 입은 순간 그에 필요한 작업을 즉각적으로 처리한다. 우리 몸이 얼마나 지쳐 있든 상관없이 말이다.

　이처럼 인체는 여건만 마련되면 일관되고 효율적으로 노폐물을 체내에서 제거하고자 한다. 이것은 24시간 쉬지 않고 지속되는데 그것은 건강, 즉 생명에 관한 문제이기 때문이다. 살아 있는 인체의 역동성에 대한 믿음을 잃지 말라. 그것은 우리 건강을 최고의 상태로 유지하려는 자연적이고 본능적인 추구다. 그 이외는 어떤 것도 용납되지 않는다.

　의료계에서 인체의 자연치료 역량을 인정하지도 지원하지도 못하는 것은 치료 역사상 가장 커다란 실책의 하나가 될 것이다. 그것은 '하루 담배 24개비 정도는 기분전환에 도움이 되며 한 갑 정도의 흡연으로는 폐암에 걸릴 염려가 없다'고 공언하는 바로 그 커다란 실책과 같은 것이다.[31] 약은 실제로 신체의 역동성을 억제하며, 방해받지 않으면 이루어질 체내 치료를 막을 뿐 아니라 문제를 점차적으로 악화시킨다.

　이제 여러분은 우리 몸이 생리학적 필요에 의해 지속적으로 노폐물을 생산하고 있으며, 지능이 있는 인체가 자신의 생존을 위해 그 노폐물을 제거하는 데 지속적인 노력을 하고 있다는 것을 알게 되었다. 그렇다면 대답해보라. 만물의 위대한 창조자가 인간의 생명유지에 절대적으로 필요한 노폐물 제거 장치를 우리 몸에 넣어주는 것을 잊어버릴 확률이 얼마나 된다고 생각하는가? 모든 것을 창조하고 다스리는 지성적 존재가 생존에 없어서는 안 될 그 어떤 것을 잊어버릴 수는 없는 일이다. 결코 그럴 수 없다.

　노폐물을 부수고 제거하는 특정 기관이 우리 몸에 존재하며 그것을 통해 고통과 질병 없는 삶을 누릴 수 있다면, 여러분은 그 기관이 무엇이며 그 기관을 강화하기 위해서 어떻게 해야 하는지 알고 싶을 것이다. 다음 장에서 천천히 살펴보도록 하자.

4
쓰레기 수거자, 임파계통을 살려라

외딴섬 모래사장에 앉아 있는 여러분의 모습을 그려보라. 따스한 햇살 아래서 해안가의 철썩이는 물소리를 들으며 몸을 뒤쪽으로 기울이는 순간 모래 속 손가락에 뭔가 시원하고 딱딱한 것이 느껴진다. 꺼내보니 그것은 아름답고 붉은 루비다. 곧이어 여러분은 모래사장을 둘러싼 수십 개 보석들, 즉 다이아몬드, 루비, 에메랄드, 사파이어를 발견하게 된다. 이제 그 모든 것은 여러분의 것이다. 그처럼 우연치 않게 보석들을 발견하면 여러분은 억세게도 운이 좋다고 느낄 것이다. 그렇지 않은가?

나는 여러분이 한가득 쌓인 보석보다 훨씬 더 가치 있고 아름다운 보물을 발견하도록 돕고 싶다. 그것은 바로 신체건강이라는 보물이다. 대부분의 사람들은 가장 바라는 것이 무엇이냐는 질문을 받을 때 망설임

없이 '건강을 유지하는 것'이라 대답한다. 정말 재미있는 것은 여러분은 이미 그 보물을 소유하고 있다는 것이다. 우리 모두 그렇다. 하지만 아이러니컬하게도 대부분의 사람들은 그것이 무엇인지 짐작조차 못하고 있다.

우리는 이미 생명체의 주요한 3가지 활동이 영양섭취, 신진대사, 그리고 신진대사로 생산된 노폐물의 제거라는 것을 배웠다. 그것을 통해 여러분들이 독소로 쌓인 노폐물은 고통과 파멸적인 손상, 심지어는 사망을 초래하기 전에 체내에서 제거하는 것이 매우 중요하다는 사실을 깨달았기 바란다.

지능적인 인체에는 매우 명확한 기능을 가진 서로 다른 장기, 분비선, 체액들이 있다. 예를 들어 심폐계통은 산소를 포함한 혈액순환과 관련되지만 음식물 소화와는 직접적인 관계가 없다. 마찬가지로 소화계통은 음식의 소화와 관련이 있는 반면 혈액순환과는 관련이 없다. 체내에는 근육골격계통, 신경계통, 생식계통 등이 있으며 이들 모두는 구체적이고 명확한 업무를 가진다. 그리고 이들은 서로 서로 조화를 이루며 자신의 역할을 다한다.

내가 지금부터 여러분에게 소개하고 싶은 보물은 '체내의 쓰레기 수거자'라고 불리는 것이다. 물론 생리학 책에는 그런 이름으로 나오지 않는다. 생리학 책에서는 그것을 임파계통이라 부른다. 임파계통은 분비액, 마디, 혹, 관, 액들이 실로 놀라운 망들로 얽혀 있는데, 그들의 유일한 업무와 기능은 우리를 건강하고 고통이 없도록 유지시켜주는 것이다.

지난 20년에 걸쳐 에이즈가 우리 일상용어의 일부분이 된 결과, 면역계통을 강화하고 촉진하기 위해서 우리가 할 수 있는 것은 무엇이든 해야 한다는 경고를 지겨울 정도로 들어왔다. 이 충고는 사실상 임파계통을 강화하라는 것과 다름 없다. 왜냐하면 임파계통은 면역체의 마음이며 영혼이기 때문이다. 많은 사람들이 백혈구나 임파구에 대한 말들을 들어봤을 것이다. 이들은 인체의 안녕을 보호하는 주요 임무를 맡고 있으며, 항상 경계태세로 건강에 위협을 가할 수 있는 것은 무엇이든 찾아내어 중화시킨다.

우리의 건강 목표가 무엇이든 임파계통을 최대한으로 관리하는 것보다 더 중요한 것이 있다는 것은 상상하기 힘들다. 그들은 면역체의 핵일 뿐만 아니라 100조 개의 모든 세포가 생산해내는 노폐물을 수거하고 제거하는 일을 담당한다.

임파계통은 단순히 우리 몸 곳곳에 퍼져 있는 임파 마디와 임파선의 묶음을 의미하는 것이 아니다. 그들은 상상할 수 없을 정도로 복잡하고 광범위하게 체내에 퍼져 있다. 임파계통에는 엄청난 수의 마디들과 크고 작은 분비선들 외에도 흉선, 흉관, 비장, 골수, 편도선, 맹장 등이 있다. 그리고 혈액의 3배나 되는 임파액을 담고 있는 끝도 없이 긴 임파관을 포함한다. 마지막 사실 하나만으로도 임파계통이 매우 중요하다는 것을 알 수 있다. 임파계통은 지속적으로 혈류를 거르고 순화시켜 모든 조직과 기관에서 노폐물을 세척해내는 한편, 규칙적으로 생산되는 (임파구 등과 같은)살균세포들은 체내의 유해한 물질을 찾아내어 파괴시킨다. 인체의 방어장치란 곧 임파계통을 지칭하는 것이며 이것이 없다면 생존 자체가 불가능하다.

체내의 어떤 곳을 살펴보더라도 모든 것을 둘러싸고 있는 복잡하게 짜인 거미줄 같은 것을 발견할 수 있다. 그것이 바로 임파계통이다. 임파계통을 뚫지 않고서는 체내의 어떤 부분에도 핀을 꽂을 수 없다. 앞서도 말한 바와 같이 우리 몸에서는 100조에 달하는 세포 하나하나가 일정량의 노폐물을 발생시킨다. 임파계통은 도처에서 그 노폐물들을 끄집어내 분해하고 4개의 배출로인 창자, 방광, 허파, 피부 등으로 운반한다.

여러분들은 임파계통이 이처럼 중요한 역할을 한다는 것에 미덥지 않은 시선을 보낼지도 모르겠다. 임파계통이 건강을 획득하고 유지하는 데 치명적인 역할을 한다는 것에 대해서 어렴풋이나마 눈치 채고 있는 사람들은 거의 없다. 그것은 수명의 길이와 삶의 질을 최종적으로 결정하는 요인인데도 말이다. 임파계통은 모두가 추구하는 건강이라는 목표를 달성하는 데 반드시 필요한 도구지만 사람들은 그것이 무슨 일을 하는지 아무것도 알지 못한다. 얼마나 어처구니 없는 모순인가.

내 말이 의심스러우면 지금 당장 아무에게나 임파계통이 무엇인지 그것이 무슨 일을 하는지 질문해보라. 임파계통이 무엇이냐는 질문에 "그것은 인체의 쓰레기 수거장치이고 면역체이며 우리를 건강하게 살 수 있도록 해주는 것입니다"라는 대답을 듣는 일은 참으로 드물다.

나는 임파계통의 어느 특정 부분이 다른 부분보다 더 중요하다는 인상을 주고 싶지는 않다. 모든 부분이 다 중요하기 때문이다. 서로 다른 성분으로 이루어진 임파계통은 인체의 건강과 안녕을 위해 응집성 있는 단위로서 모두 함께 작업한다.

나는 임파계통의 인상적인 성분 하나에 여러분의 관심을 돌리고자 한다. 이것은 일반적으로 많은 사람들이 크게 오해하고 있는 부분이기

도 하다. 임파선에는 너무 작아서 보이지 않는 수많은 선 말고도 목 옆
과 팔 밑, 그리고 다리가 상체와 만나는 곳에서 느낄 수 있는 비교적 큰
선들이 많이 있다. 이처럼 비교적 큰 임파선들도 몸의 구석구석에 흩어
져 있다. 임파계통에서 가장 클 뿐 아니라 단지 입을 벌리고 거울로 들
여다 보기만 해도 실제로 보수 있는 놀라운 임파계통의 부분이 있다.
그렇다, 바로 편도선이다! 그러나 어떤 사람들은 그것을 볼 수 없을 것
이다. 그 이유는 편도선을 뽑아내 쓰레기통에 던져 버렸기 때문이다.

편도선이 얼마나 놀라운 창조물인지, 그리고 그것이 임파계통의 전
반적인 활동에 얼마나 중요한 역할을 하는지에 대해 설명하려면 이 책
전체를 할애해도 충분치 않다. 편도선은 실제로 여러 개 있다. 사람들
이 가장 일반적으로 떠올리는 것처럼 목구멍 양쪽에 편도선이 하나씩
있다. 그리고 목구멍 천장에 하나 있고 코 안쪽에도 편도선이 있다. 귀
부분에도 편도선들이 있으며, 혓바닥, 후두에도 편도선이 하나 있다.
이 편도선들은 모두 임파관으로 연결되어 있으며, 입과 코의 구멍을 둥
그렇게 둘러싸 보호 고리를 형성하여 박테리아를 비롯한 유해한 물질
들이 들어오지 못하게 막아준다.

임파계통이 노폐물을 제때 제거하지 못해 그 부담이 지나치게 커지
면 편도선은 독소로 가득 차 커지고 물렁물렁해지게 된다. 이것은 매우
의도적인 것이다. 우연히 발생하는 일은 절대 없다. 그런 방법으로 인
체는 우리에게 뭔가가 잘못되었다고 경고하는 것이다.

음식을 매번 삼킬 때마다 목구멍이 아프다면 이것이 주는 메시지는
과연 무엇일까? 두 입술을 봉합하여 먹지 못하도록 하는 것 외에 무엇
이 있겠는가? 즉, 과중한 임무에 지친 임파계통이 밀린 일을 따라잡을

수 있도록 한동안 먹기를 중단하거나 아주 다른 방법으로 먹으라는 것이다. 음식물 섭취량을 줄이고, 물이나 주스 등 매우 가벼운 음식을 먹는다면 독소량은 감소하고 편도선의 통증이 멈춰 본래의 건강한 상태로 돌아갈 것이다. 그런데 우리는 어떻게 하는가? 편도선을 뿌리 채 뽑아낸 후 한 사발의 아이스크림을 먹으며 수술 성공을 축하한다.

최근까지 의료계에서는 편도선을 골치 아프고 중요하지 않은 부속물로 간주하였다. 상상이나 할 수 있는가? 디자인의 대가, 위대한 창조자, 신, 우주의 지성적 존재, 혹은 어떤 이름으로도 형용할 수 없는 그 존재가 우연히 혹은 장난삼아, 아니면 실수로 편도선을 목구멍 안에 갖다 붙여놓았다고 생각할 수 있겠는가?

이런 시나리오는 어떨까? 귀한 물건들을 많이 소유한 사람이 매우 정교하고 값비싼 경보장치를 집에 설치하였다. 어느 날 밤, 이 집에 도둑이 들어왔고 경보가 울리기 시작했다. 도둑이 모든 귀중품을 갖고 도망가는 동안 잠에서 깨어난 집주인은 경보가 너무 시끄럽게 울려 잠을 잘 수 없다며 경보장치를 떼어버린다. 이치에 맞는가?

편도선은 체내 경보장치의 일부다. 위험이 있을 때 적절한 절차를 밟지 않으면 위험이 발생할 것이라는 경고를 해주는 것이다. 그처럼 중요한 기능이 있는 편도선을 떼어내는 것이 과연 합당할까? 방광이 터질 만큼 꽉 차서 통증을 느껴본 적이 있는가? 누구나 한 번쯤은 겪는 일이다. 그러나 그런 불편을 없애기 위해 방광 제거수술을 고려해본 사람이 있을까? 장난으로 이런 말을 하는 것조차 황당하다 못해 엽기적이다. 그렇다면 편도선은?

우리가 오해하고 있는 방어장치가 편도선 말고 또 있다. 바로 맹장

말이다. 맹장도 편도선과 마찬가지로 부당한 대우를 받고 있는 체내 기관이다. 의료 전문가들은 맹장을 고통과 슬픔, 두통거리를 제공하는 완전히 쓸모없고 골치 아픈 것으로 보고 있다. 그 또한 틀렸다. 적지 않은 사람들로부터 맹장과는 전혀 상관없는 수술을 받았는데, 마취에서 깨어나 보니 맹장이 제거되었더라는 말을 들었다.

맹장은 소장에서 대장으로 넘어가는 곳에 완벽하고 전략적으로 위치해 있다. 이것은 대장의 입구에만 있는 것으로 소화계통이나 체내의 다른 어디에서도 찾아볼 수 없다. 대장 벽에서 쏟아져 나오는 노폐물을 분쇄하고 제거하는 물질을 맹장이 분비하기 때문이다.

체내의 모든 부분들은 다 필수적이다. 그렇지 않다면 애초부터 그곳에 없었을 것이다. 그들은 고유한 기능을 갖고 다른 부분들과 완벽한 조화를 이루며 일을 한다. 우리는 "인간은 신의 가장 훌륭한 창조물이다"라는 말을 수도 없이 들어왔다. 여러분은 신의 가장 훌륭한 창조물이 불필요한 '여분'으로 어질러져 있다는 말에 아무런 의구심도 생기지 않는단 말인가?

그렇다면 체내의 필수불가결한 장기들을 폄하하는 그들은 과연 어떤 사람들인가? 그처럼 귀중한 장기들을 아무런 망설임 없이 떼어낼 수 있는 그들은 누구인가? 그들은 바로 관절염, 근육통, 루푸스, 만성피로증후군의 원인에 대해 "아무도 모른다"라고 공언하는 사람들이다.

물론 독자 여러분 중에는 편도선이나 맹장을 제거한 사람이 있을 것이다. 혹은 둘 다 제거한 사람이 있을지도 모른다. 하지만 방어체계가 어느 정도 손상되었다 하더라도 앞으로 임파계통을 적절히 관리하고 치료하면 관절염, 근육통, 루푸스, 만성피로증후군을 성공적으로 극복할 수 있다. 나는 그런 사람들을 많이 보아왔다. 그러나 중요한 것은 생명유지에 필요한 장기를 잃은 사람들은 임파계통을 청소하고 강화하기 위해 고안된 안내서를 특히 더 부지런하게 이용해야 한다는 것이다. 임파계통은 인체 곳곳에서 독소를 제거하는 데 끊임없는 노력을 기울이며 최상의 건강상태를 유지하기 위해 맡은 바 책임을 다한다는 것을 알고 기운을 내야 한다. 그들에겐 휴가도 없고 비번도 없다.

인체는 베인 손가락을 치료하는 것과 똑같은 방법으로 독소를 제거하는 데도 열심이다. 20군데에 상처를 입었다 하더라도 그 20군데 모두 똑같이 간호된다. 인체는 결코 "이런, 너무 바빠서 20군데 모두 다 돌볼 수가 없겠는 걸. 먼저 15군데만 고쳐야겠어"와 같은 태도를 취하지 않는다. 임파계통이 (반생산적인 식사와 생활습관에 의해)방해받게 될 경우라도 체내를 청소하려는 노력은 결코 포기하지 않는다. 장애물이 제거될 때까지 참을성 있게 기다리면서 최선을 다한다.

인체는 독소로부터 장기를 보호하기 위해서 무슨 일이든 능숙하게 처리하는 재주가 뛰어나다. 일반적인 상황에서는 정상적인 통로 (창자, 방광, 폐, 피부)를 통해서 독소를 제거하지만 일상적인 통로가 막혔을 때는 임시방법들도 사용한다.

임파계통이 작업하고 있는 것을 눈으로 직접 확인할 수만 있다면 여러분은 감명받지 않을 수 없을 것이다. 체내 곳곳에서 노폐물이 수거되고 분해되어 제거기관으로 운반된다. 너무 작아서 볼 수 없는 수많은 매듭, 마디, 선들로 이루어진 미로를 통해, 곳곳에 노폐물을 보유하고 보관하는 업무를 수행하는 좀더 큰 선들이 포진하고 있다. 이것들은 가끔씩 부어오르고 물렁물렁해진다. 그것은 중요한 장기들이 손상되는 것을 막기 위해 많은 양의 독소를 한곳에 보관하고 있다는 증거다.

관절염, 근육통, 루푸스, 만성피로증후군의 증상들을 기억하는가? 4
가지 모두 공통적으로 분비선이 부어오르고 물렁물렁해진다는 증상이
있었다. 이것은 우연이 아니다. 가끔 업무가 가중되어 노폐물이 제거되
는 속도보다 빨리 생산되면 임파계통이 일을 따라잡을 수 있을 때가지
노폐물을 보관하는 주머니가 생산된다. 이들 주머니는 종양이라 불린
다. 많은 사람들은 종양을 암과 동일시한다. 그러나 그것은 사실이 아
니다. 체내에서 얼마나 많은 종양들이 우리가 모르는 사이 생겼다 사라
지는지를 알게 된다면 놀라지 않을 수 없을 것이다.

종양은 가득 찼다가 한 순간에 비워지는 쓰레기통과 같다. 우리는 쓰
레기통이 꽉 차면 그 안에 있던 쓰레기를 봉지에 옮겨 집 밖에 둔다. 그
러면 쓰레기차가 와서 그것을 수거해간다. 마찬가지다. 쓰레기통이 꽉
차면 비워지는 식으로 종양도 채워졌다 비워지곤 한다. 대부분의 사람
들은 몸 어딘가 혹 같은 것이 느껴지면 이것이 암이 아닐까 걱정한다.
하지만 여러분은 알고 있는가? 13개의 혹 중 12개가 양성이라는 것을.
그런 식으로 자체 생산된 주머니는 체내의 다른 부분에 해를 주지 못하
도록 독소를 보유하는 데 사용되는 가외 수단의 하나일 뿐이다.

독소가 너무 많아 정상적인 통로로 처리 할 수 없을 때 우리 몸은 그
독소들을 피부를 통해 내보낸다. 피부는 인체의 가장 큰 기관인 동시에
배출기관이라는 점을 명심하기 바란다. 피부에 있는 4백만 개의 구멍
들이 체내의 정상적이고 일반적인 독소제거 과정에 정기적으로 사용된
다. 앞서 언급한 루푸스와 염증, 건선, 습진, 포도상구균, 대상포진, 아
물지 않은 상처, 발진, 여드름을 포함한 각종 형태의 피부병들과 이들

피부병에 수반되는 가려움, 버짐, 염증의 증상은 너무 많이 쌓인 독소들이 피부 밖으로 올라와 생긴 결과이다. 이렇게 볼 때 관절염, 근육통, 루푸스, 만성피로증후군을 극복하기 위한 과정들을 밟으면 훨씬 더 건강한 피부를 갖게 될 것은 당연한 일이다.

정상보다 많은 독소를 쫓아버리기 위해 인체가 사용하는 또 다른 방법은 감기를 통해 나타난다. 체내 독소량이 해를 끼칠 정도로 많아지면 지능적인 인체는 기침과 재채기를 하고 가래나 점액을 뱉음으로써 체내 독소량을 극적으로 줄여놓는다. 감기에 걸리면 편도선이 붓고 물렁물렁해진다. 감기가 나으면 원래 상태로 되돌아간다. 여러분 중 아직도 편도선을 가지고 있는 사람들은 "맞아! 감기에 걸리면 편도선이 붓고 엄청나게 아프지"라며 맞장구를 칠 것이다.

어떤 사람들은 이 3가지 비정상적인 노폐물 제거방법, 즉 종양, 피부병, 감기를 모두 사용하고 어떤 사람들은 아무것도 사용하지 않으며 어떤 사람들은 한두 가지 방법을 사용하기도 한다. 앞에서 언급했듯이 사람의 몸은 그런 점에서 매우 독특하며 누구의 몸이 무엇을 하는지 알아낼 방법은 없다. 한 가지 확실한 것은 체내에서 제거되는 양보다 많은 노폐물(독소)이 생산되면 문제가 발생한다는 것이다.

제거되는 양보다 더 많은 독소가 생산될 경우 그 결과를 보여줄 좋은 비유가 있다. 어떤 사람이 보트를 타고 있다. 그런데 이 보트가 아주 심하게 파손돼 물이 배 위까지 스며들게 되었다. 이때 보트 안에 타고 있던 사람은 물을 퍼내는 것 외에 다른 방도가 없다. 그렇지 않으면 배는 전복될 것이다. 하지만 퍼내는 양보다 더 많은 물이 스며들어오면 어떻게 될까? 결과를 예측해 보는 것에 천재적인 지능이 필요치 않다. 그렇다, 배는 가라앉을 것이다!

임파계통은 밤이나 낮이나 쉬지 않고 체내에서 노폐물을 퍼내고 있는 것이다. 생산되는 양과 같은 속도로 노폐물을 퍼내는 한 아무 문제가 없다. 퍼내는 양보다 생산량이 많아지는 순간부터 문제가 시작된다.

여러분은 내가 기회 있을 때마다 인체를 지배하는 우주의 지성에 찬사를 보내는 것을 보았을 것이다. 다른 사람들도 나와 다를 바 없다. 생명과학에 종사하는 많은 연구가들조차 인체의 지능과 역량을 파악할 수 있는 진정한 평가방법은 없다고 토로한다. 임파계통의 존재이유는 생명을 보호하고 보존하는 일에 있다. 그러한 경고장치가 없어서 독소가 체내에 계속적으로 쌓인다면 우리 몸은 크고 작은 질병들로부터 벗어날 수 없을 것이며 종국에는 사망에 이르게 될 것이다.

앞서도 말했지만 독소가 과다하게 누적되면 방위의 최전선에 있는 편도선이 부어오르고 아파온다. 자동차를 생각해보라. 기름을 제때 갈아주지 않으면 찌꺼기가 쌓여 결국 차는 달리지 못하게 된다. 그런 문제가 생기면 차는 대시보드_Dashboard_를 통해 빨간 불을 깜빡거려 문제가 발생했음을 알린다. 인간 체내에 문제가 생겼을 때 우리 이마에도 빨간 불이 깜빡거려 과중한 업무로 임파계통이 힘들어하고 있음을 알려준다면 참 좋을 것이다.

빨간 불을 깜빡이는 것은 아니지만 우리 몸의 임파계통 또한 경고의 메시지를 보낸다. 그것도 가장 믿을 만하고 효과가 빠른 도구를 사용해서 말이다. 그게 무엇일까? 그것은 통증이다. 통증의 목적은 우리의 관심을 끄는 것이다. 여러분의 경우를 생각해보라. 그것이 성공했는가? 통증이 여러분의 관심을 끄는 데 성공했는가? 통증은 우리가 쉽게 무시할 수 있는 것인가 아니면 무시할 수 없는 것인가?

이유를 설명할 수 없는 통증은 없다. 통증뿐 아니라 우주 만물에는 모두 그 이유가 있는 것이다. 나무에서 떨어지는 낙엽도 원인과 결과의 영역 안에 있다. 여러분 중에 손가락을 칼에 찔리고 나서 왜 아플까 하고 고민하는 사람이 있는가? 그러나 칼이나 망치에 다친 손가락처럼 고통의 원인이 쉽게 분별되지 않는 경우도 있다. 그런 통증은 억측의 문을 활짝 열어놓을 뿐 아니라 득보다는 해악이 더 많은 약으로 그것을 고쳐보도록 기꺼이 시도케 하는 좌절의 원인이 되기도 한다.

그러나 나처럼 아픔과 불건강, 질병의 진정한 원인을 연구한 사람들은 망치에 손가락을 다쳤을 때와 마찬가지로 관절염, 근육통, 루푸스, 만성피로증후군의 원인도 명확하게 알 수 있다. 최대한 간단하게 언급하면 관절염, 근육통, 루푸스, 만성피로증후군의 증상들은 배출되지 않은 독소가 직접적인 원인이다. 연결조직에 쌓여 있는 독소는 아픔의 원인이 된다. 임파계통이 애초에 문제를 야기한 노폐물들을 처리하느라 바빴기 때문에 독소를 제거하지 못한 것이다.

임파계통이 곤경에 빠졌다는 것을 알리고 문제를 바로잡기 위해 통증이 생긴다. 이처럼 통증에는 목적이 있다. 받아들이기 어려울 수도 있겠지만 통증은 우리가 상황을 경계하도록 해주는 우호적인 메신저라는 점에서 긍정적인 면을 가지고 있다. 물론 매일 아파서 고통을 겪는다면 통증을 친구로 보기 어려울 것이다. 그러나 통증은 몸 안에서 일어나고 있는 문제들을 우리들에게 알려주는 것뿐이다. 여러분은 난로처럼 뜨거운 물건을 만지게 되는 순간 당장 손을 뺄 것이다. 여러분에게 난로에서 손을 빼내도록 한 것은 무엇인가? 아픔이다. 이것이 긍정적인 역할을 하는 아픔의 단적인 예가 아니고 무엇이란 말인가? 마찬가지다. 관절염, 근육통, 루푸스, 만성피로증후군과 연관된 아픔도 그 원인이 지속되는 한 계속 존재한다.

여기서 명확하게 해둘 것이 있다. 관절염, 근육통, 루푸스, 만성피로증후군과 연관된 통증은 하루아침에 생겨나는 것이 아니라는 것이다. 그렇게 되기까지는 오랜 시간이 걸린다. 임파계통의 문제를 오랫동안 무시하면 마침내 영구적이고 지속적인 아픔이 찾아온다. 그렇게까지 발전하는 동안 인체는 자신을 보호하는 수단으로 가벼운 불쾌감과 같은 메시지를 지속적으로 내보내는데, 그때 우리가 어떤 조치를 취하지 않으면 그 불쾌감은 훨씬 더 심각한 것, 즉 염증으로 발전하게 된다.

독소가 조직에 쌓이기 시작한다고 곧바로 염증이 되는 것은 아니다. 우선 우리의 관심을 끌고 문제를 시정하도록 촉구하는 다양하고 많은 경고성 증상들이 나타난다. 자극이나 통증 등이 그것이다. 자극은 정도가 심하지 않고 통증도 지나치지 않다. 따라서 이 증상들이 무시되고 그 원인 제거를 위한 어떤 조치도 취해지지 않으면 이 자극은 더욱 심한 것으로 발전한다. 자극의 증상에는 여러 가지가 있으며 심각한 염증으로 발전하기까지는 몇 년이 걸릴 수도 있다.

축적된 독소에 의한 자극의 일반적인 경고는 가려움이다. 피부는 우리 몸의 가장 큰 기관일 뿐 아니라 창자, 방광, 폐와 함께 배출기관의 하나기도 하다. 인체는 체내로부터 독소를 제거하기 위해 머리 끝에서 발끝까지의 피부에 있는 수백만 개의 구멍을 자유로이 정기적으로 사용한다. 피부의 어떤 부위가 가려우면 그것은 독소가 제거되고 있다는 신호다. 독소가 표피에 이르면 그 부분이 자극받기 때문이다. 자극의 다른 증상으로는 나른함과 식욕부진이 있다. 어떤 사람들은 명확한 이유 없이 속이 메스껍거나 구역질을 느끼기도 한다. 지속적으로 코 안이 간지러운 경우도 있다. 또 어떤 사람은 경련이나 불편, 불안을 느껴 아무 이유 없이 화를 내기도 한다. 만약 여러분이 특별한 일도 없이 쉽게 화를 낸다면 그것들은 자극의 신호라는 것을 알아야 한다.

또다른 자극의 경고성 신호에는 신경과민, 우울, 불안, 걱정 등이 있다. 두통을 경험하거나 혹은 신체의 다른 부분에 고통을 겪을 수도 있다. 잠들기 어렵거나 숙면을 취하지 못하는 것도 모두 자극의 다른 징조다. 또 다른 징후들로는 역한 구취나 체취, 누렇게 뜬 얼굴, 특히 눈 주위에 드리워진 다크서클 등이 있다. 이제 여러분은 "경고성 신호가 아닌 것은 도대체 어떤 것이지?"라는 생각을 할지도 모른다. 그 말이 맞다. 하지만 우리가 반드시 알아야 할 것은 그런 신호들이 우리를 참을 수 없는 고통의 상태로 밀어 넣으려는 것이 아닌, 염증과 같은 상태가 발생하지 않도록 의도된 것이라는 점이다.

우리 몸이 자극적인 메시지를 받는 결정적인 시점을 놓치면 안 된다. 그때 무엇을 하느냐에 따라 자극과 그에 따르는 불쾌감이 단순히 사라져버리느냐, 혹은 염증으로 무르익고 몸을 약화시키는 통증으로 발전하느냐가 결정되기 때문이다. 임파계통이 독소를 체내에서 쓸어내게 되면 목적을 완수한 자극이라는 증상은 사라져버린다. 그러나 매우 안타깝게도 그에 대한 교육이 부족하여 사람들은 그러한 증상을 억누르기 위해 자동적이고 즉각적인 반응을 보인다. 약국에서 구입한 약들이 불쾌감이라는 증상을 어느 정도 완화시켜줄지 모른다. 하지만 애초에 자극을 야기한 바로 그 문제를 해결할 수는 없다. 상황이 염증으로 악화되고 거대한 고통이 들이닥치며 종국에는 엄청난 양의 조제약을 복용하게 된다. 여기서부터 내리막길의 시작이다. 애초의 문제는 계속 나빠지기만 할 뿐이며 날이 갈수록 심해지는 고통은 더 강력하고 더욱 많은 약을 요구할 뿐이다.

앞에서 나는 연결조직에 있는 염증과 항체의 존재에 대하여 자가면역이론보다 더 합리적이며 납득할 만한 설명을 해주겠다고 약속했다. 명확하지 않고 정체를 알 수 없으며 발견되지도 않는 그 '무엇'이 항체를 체내의 고통받는 부분으로 끌어들인다는 주장은 전혀 논리적이지 않다. 관절염, 근육통, 루푸스, 만성피로증후군의 원인이 밝혀지지 않았다고 선언하고, 궤변이나 '~일지도'의 우화를 들이미는 그 사람들은 음식과 영양학에 대한 연구를 한 번도 제대로 한 적이 없다. 그러한 오류로 그들은 체내로부터 노폐물을 효과적으로 청소하지 못한 결과에 대해 알지 못했다. 오늘날 그들은 이 제거되지 않은 독소가 건강한 조직에 미치는 영향을 알지 못한 채, 아주 우스꽝스럽고 추측에만 의거한 자가면역이론을 방어하고 고수해야 하는 어려운 입장에 처해 있다. 그럼에도 그들은 자신들의 주장을 완고하게 고집한다.

어떤 이유에서인지 그들은 관절염, 근육통, 루푸스, 만성피로증후군의 해결책이 단순하고 간단할 리 없고 오히려 매우 복잡하고 파악하기 어려울 것이라고 확신하고 있다. 그러나 나는 체내의 제거되지 않은 독소가 조직에 정착하여 염증의 원인이 된다는 것을 장담할 수 있다. 체내에 독소가 발생하면 엄청난 지능을 가진 인체는 빠른 시간 내에 군대를 정비하여 강력한 항체(백혈구)를 염증이 일어난 장소로 보내 그 상황을 해결하도록 지시한다. 항체는 염증의 원인이 아니며 염증의 원인을 제거하는 중요한 도구인 것이다. 이것이 증명할 수 없는 추측에 바탕을 둔 복잡하고 가설적인 자가면역이론보다 훨씬 더 타당하지 않은가?

어떤 사람이 쓰레기더미 주변에 파리 떼가 날아다니는 것을 보며 "파리 떼가 이곳에 쓰레기더미를 끌고 왔네"라고 말한다고 생각해보라. 그는 정신이 온전한 사람인가? 그가 계속해서 정말로 파리 떼가 쓰레기를 그곳에 가져왔고 파리 떼가 나타나기 전에는 쓰레기가 하나도 없었다며 설득하려 한다면 여러분은 어떻게 할 것인가? 염증을 줄이고 제거하기 위해 용감하게 싸우는 항체들을 보고 건강한 조직에 염증을 유발한 원인이라고 말하는 것 역시 그와 똑같이 어리석은 짓이다.

염증과 아픔은 인체가 자신을 보호하고 병을 경계하기 위한 수단이다. 슬프게도 의료계는 염증을 억눌러야 할 '질병'으로 간주하는데 이는 옳지 않다. 사실은 건강을 재확립하려는 인체의 노력이자 치유과정인 것이다. 독소는 연결조직을 포함하여 체내 곳곳에 있는 장기에 집중적으로 모인다. 독소가 신체의 정상적인 기능을 방해하고 건강을 위험에 빠트릴 정도로 쌓이게 되면 치료를 가속화하기 위해 염증이라는 과정이 이용된다. 이 과정을 억누르고 방해하려는 시도는 문제를 복잡하게 만들 뿐이다. 인체의 치유노력을 방해하는 독소는 유해한 약이 아닌 현명하고도 합당한 방법으로 처리되어야 한다.

이 책의 앞부분에서 나는 근육통이 관절염, 루푸스, 만성피로증후군과는 달리 염증을 일으키는 질병이 아니라는 일설을 소개한 바 있다. 솔직하게 말해 나는 그런 의료계의 관점에 당황하지 않을 수 없다. 근육, 건, 인대, 관절, 기관 곳곳에 스며들어 있으면서 모든 것을 제자리에 있도록 유지하고 지원하는 연결조직을 생각해보자. 병명은 그 연결조직의 어느 부위에 염증이 생기느냐에 따라 달라진다. 즉 염증이 건, 인대, 장기와 장기를 지원하는 부위에 생기면 루푸스라고 불린다. 그것이 관절에 생기면 관절염이 된다. 그리고 근육에 생기게 되면 근육통이 된다. 염증이 단지 근육의 내부에서 일어났다 해서 뭔가 다른 원인을 찾는다는 것은 전혀 이치에 맞지 않고 비논리적이다. 만약 그것이 염증을 발생하는 질병이 아니라면 왜 항염제가 조제되는가?

만성피로증후군을 가진 사람들이 끊임없는 피로감으로 고생하는 이유는 염증의 원인이 된 노폐물을 제거하기 위해 인체가 쉴새 없이 에너지를 소모하기 때문이다. 만성피로증후군을 발생시키는 질병은 관절염, 근육통, 루푸스만이 아니다. 어떤 질병이라도 피로감을 발생시키는데 그것은 우리 몸이 일정량의 에너지만을 사용할 수 있기 때문이다. 이에 대해서는 잠시 후에 좀더 자세히 다루겠다.

관절염, 근육통, 루푸스, 만성피로증후군이 공통적으로 갖는 3가지 증상은 통증, 피로감, 부어오른 분비선이다. 이들 3가지 모두는 인체가 우리의 주의를 체내에 발생한 문제로 환기시키기 위한 노력의 결과다. 그럴 때 적절한 방법으로 그 문제를 제거하면 통증과 피로감은 목적을 달성했기 때문에 사라질 것이다. 그러나 매우 애석하게도 많은 사람들이 그 적절한 방법을 몰라 일을 그르치고 마는데, 그것은 곧 약을 복용하는 것을 의미한다.

여러분이 반드시 알아야 할 사실은 약은 그 어떤 병도 고칠 수 없다는 것이다. 약의 유일한 목적은 증상과 싸우는 것이지 증상의 원인을 극복하는 것이 아니다. 약에는 3가지 역효과가 있다. 첫째, 약은 허위의 안도감을 준다. 증상을 은폐해 문제 자체를 없앴다는 잘못된 인상을 주는 경향이 있다. 그러나 사실은 그렇지 않다. 증상이란 체내 경고장치일 뿐인데 약은 그 경고음을 막아서 마치 아무런 문제도 없는 것처럼 보이게 만든다. 두 번째, 모든 약에는 하나같이 독성이 내재돼 있다. 따라서 약을 복용하면 할수록 독소량은 증가할 수밖에 없다. 세 번째, 약은 임파계통에 더 많은 일감을 주어 그것의 활동을 억누른다.

의약계가 '치료제'를 구하기 위해 끊임없이 노력하고 있다고 지속적인 선전을 하더라도 우리는 그 과대광고에 속아서는 안 된다. 우리가 이 세상에 살면서 하는 가장 큰 실수 중 하나는 의약계가 인간의 몸에 지대한 관심을 갖고 있다고 생각하는 것이다. 그것은 착각일 뿐이다. 그들의 관심사는 오로지 어떻게 하면 우리 지갑에서 더 많은 돈을 빼낼 수 있을까이다. 우리의 고통은 의약업계의 주식인 셈이다. 여러분은 내 말이 너무나 냉소적이고 과장된 것이라고 생각하는가? 하지만 그것은 분명한 사실이다. 그들은 결코 고통에 대한 '치료법'이 발견되기를 원치 않는다. 여러분의 고통은 곧 그들의 이익이기 때문이다. 의약계는 미국의 그 어떤 산업보다도 큰 순소득을 올리고 있는데[34] 그것은 수백만의 사람들이 고통을 겪고 있는 것에 기인한다. 오늘날 의약계는 새로운 약을 지속적으로 생산해내고 돈을 긁어모으는 데 아주 만족하고 있다.

현재 미국에서는 매일 34억 개의 처방전이 내려지고 그에 따라 처방약이 조제되고 있다.[34A] 달리 말하면 성인 남녀와 아이들이 평균 각각 12개의 처방약을 먹는 꼴이다. 이것은 10년 전 처방전 수의 거의 2배에 가깝다. 이 수십억에 달하는 처방전은 천문학적인 금액의 돈을 생산한다.

많은 선진국들에서는 제약업자들이 소비자에게 청구할 수 있는 금액을 법적으로 규제하고 있다. 하지만 미국은 그런 규제가 없기 때문에 그 어느 나라보다도 약값이 비싸다. 미국 정부가 약값을 규제하지 않는 주요 이유는 당연히 의약계의 효과적인 로비 때문이다.

그중에는 부작용이 아주 심한 약들도 있다. 일부 약들이 부작용을 일으킨다거나 사망의 원인이 된다 하여 리스트에서 빠지면 갓 조립라인을 빠져나온 최신 약품들이 그 자리를 대신한다. 2004년 9월 관절염의 '통증완화제로 인기몰이를 한' 바이옥스 *Vioxx*는 2만 7천명 이상의 사람들에게 심장발작과 심장마비를 일으켜 사망에 이르게 했다는 비난을 받으며 시중에서 사라졌다.[35] 그러나 이 사건이 의약계에 준 충격은 그리 큰 것이 아니었다. 그들은 잠시 불편한 시간을 보낸 후, 이내 또 다른 새로운 약들을 생산해내기 시작했다. 2만 7천의 희생자들에게는 안 된 일이지만 바이옥스는 5년 동안 날개 돋친 듯 팔려나갔고 시체가 무더기로 쌓이기까지 수십억 달러를 벌어들였다.

이처럼 의약계는 건강이 아닌 우리의 돈에 관심이 있다. 월스트리트 저널은 바이옥스를 만든 Merck & Co의 내부 이메일과 문서들을 근거로 바이옥스의 안전성에 대한 우려가 그 약의 상업적 전망을 손상시키지 못하도록 회사가 몇 년간 싸워온 사실을 알 수 있다고 보고하였다. 정말이지 마음을 훈훈하게 만드는 보고다. 그렇지 않은가?

바이옥스 사건은 고통을 없애기 위해 지나치게 약에 의존하는 우리 모습이 얼마나 위험한 것인지를 새삼 깨닫게 한다. COX – 2 반응억제제에 속하는 바이옥스는 아스피린 등의 다른 진통제가 유발할 수 있는 위장 내부 손상이나 위염을 일으키지 않는다는 이유로 출간 당시 '진통제의 기적과 같은 돌파구'로서 환영을 받았다. 그러나 COX – 2의 또 다른 기적들인 벡스트라 *Bextra*, 셀레브렉스 *Celebrex*와 함께 바이옥스가 그 치명적인 부작용 때문에 시판이 중단되자 수천만의 사람들은 공포에 휩싸이게 되었다.

얼마 지나지 않아 관절염 환자들은 다른 항염제를 추천받았다. 레미케이드*Remicade*와 메소트렉세이트*Methotrexate*가 바로 그것이다. 그러나 바이옥스, 벡스트라, 셀레브렉스가 완패하여 시장에서 퇴장되었듯이 레미케이드와 메소트렉세이트 역시 좋지 않은 소식을 안고 뉴스에 등장했다. 2004년 8월 영국에서는 메소트렉세이트와 관련해 25명의 환자가 사망했다는 보고가 있었다.[35B] 또한 2004년 10월에는 레미케이드를 복용한 환자들의 임파암(Lymphoma) 발병률이 일반인의 3배가 된다는 보고가 나왔다.[35C] 당신은 이 수치들의 조작이 가능하다고 보는가? 2004년 11월에는 다음과 같은 제목의 기사가 실렸다. '레미케이드와 메소트렉세이트의 혼합으로 관절염이 개선된다.'[35D]

그런 말을 하는 사람들이 과연 '전문가'의 자격이 있는가? 레미케이드는 암을 유발할 수 있고 메소트렉세이트는 사람을 죽일 수 있는데, 그 두 약을 한꺼번에 복용하면 관절염이 개선된다니, 세상에 이보다 더한 억지가 있을까? 삼류소설에서도 통할 것 같지 않은 이야기의 비약이 아닌가? 마크 트웨인은 언젠가 이렇게 말했다. "사실이 허구보다 더 이상할 수 있다. 허구는 이치에 맞아야 하기 때문이다."

〈워싱턴 포스트*Washington Post*〉지는 미국의학협회지를 통해 매년 2백만 명의 사람들이 처방약에 의해 심각한 신체 손상을 입고 있다고 발표했다.[35E] 즉, 매년 2백만 명이 사고에 의한 것이 아니라 의사의 지침에 따라 적절하게 처방된 약의 독성에 의해 상해를 입는다는 것이다.

미국이 겪었던 최대 비극 중 하나는 9·11참사였다. 거의 3천 명의 사람들이 비극적으로 사라져갔다. 미국인 중에 그 사실을 모르는 사람은 아마도 없을 것이다. 그러나 위의 보고서에서 언급되는 것처럼 매년 10만 6천 명의 사람들이 처방약의 정확한 복용(의사가 처방해준 대로 정확하게 약을 복용한 경우 그렇다는 말이다. 사고사까지 합치면 그 수는 두 배로 늘어난다)으로 죽어간다는 것을 알고 있는 사람은 과연 몇 명이나 될까? 이것은 유방암, 전립선암, 에이즈로 인한 사망자보다 많다. 이것은 또한 9·11참사로 인한 사망자보다 35배나 많은 수이며, 더욱 놀라운 사실은 그것이 해마다 발생한다는 데 있다. 이 사실에 분노하는 사람은 도대체 어디에 있는가?

물론 그렇다고 해서 모든 약을 피해야 한다고 주장하는 것은 아니다. 비상사태에는 그에 따른 비상조치가 필요하며, 너무나 혹독한 고통으로 시달릴 때는 약이 필요할 수도 있다. 다만 나는 사람들이 고통을 겪게 되는 원인이 무엇이며 그 원인을 개선하기 위해서는 근본적으로 어떤 방법을 취해야만 하는지 말하려는 것뿐이다. 그러나 현재로서는 '새롭고 더 나은' 약의 발견에 모든 연구가 집중되고 있으며 문제 자체의 해결에는 전혀 진척이 없는 것이 사실이다.

내가 가장 안타깝게 생각하는 것은 약이 문제를 해결하지 못한다는 것이 아니라 문제를 더욱 악화시킨다는 데 있다. COX-2가 어떤 목적으로 만들어졌는지 추측할 수 있는가? 면역체를 진압하기 위해서다. 면역체의 활동을 억누르기 위해서다. 면역체가 가능한 최대의 역량으로 일할 필요가 있는 가장 절실한 시기에 그것을 줄이라고 제안하는 것이 합당한 일이라고 보는가? 세상에 그보다 더 무모하고 잔인한 일은 없을 것이다. 하지만 그런 일이 우리 주위에서는 매우 일상적으로 일어나고 있다.

나는 그와는 다른 방법을 여러분에게 소개하려고 한다. 이것은 탐욕스런 의약계로부터는 결코 들어볼 수 없는 해가 적고 비싸지 않으며 좀 더 자연적인 방법이다. 그리고 우리 몸의 치유능력을 좀더 잘 이해하고 존중하는 방법이기도 하다. 이것은 임파계통을 강화하고 지원하여 고유의 치유 능력을 자유로이 풀어준다는 전략이다. 약으로부터 완전히 자유롭기까지 1년 혹은 그 이상이 걸린다 하더라도 평생 동안 매일같이 약을 복용해야 하는 것보다 훨씬 더 나을 것이다.

관절염, 근육통, 루푸스, 만성피로증후군은 이유 없이 몰래 다가오지 않는다. 필요한 때 적절한 조치를 취하지 않아 시간이 지남에 따라 점차적으로 악화되는 것이다. 여러분도 그런 경험이 있을 것이다. 처음에는 명확한 이유 없이 가벼운 아픔과 통증을 느끼기 시작한다. 아마도 오후에 자주 피곤을 느끼기 시작했을지도 모른다. 평상시와는 달리 아무런 이유 없이 짜증이 났을 수도 있다. 이 모든 것이 자극의 증상들이다.

당시 여러분은 그런 증상들에 대해 어떤 반응을 보였는가? 증상들이 너무 미미해서 그냥 무시하고 말았는가? 신경이 쓰이긴 했지만 며칠 지나 잊어버렸는가? 많은 사람들이 그러는 것처럼 그 증상의 원인을 시간과 나이에 돌렸는가? 아니면 의사에게 검사를 받으러 갔었는가? 시간이 지나 그 증상들이 좀더 심해지고 기간도 훨씬 길어졌음을 알아차렸을 때는 어떻게 했나? 생활방식에 어떤 변화를 주었는가? 음식을 바꾸고, 운동을 더 하고, 일은 적게 하는 식으로 어떤 방법이든 취해 보았는가? 아니면 원기를 돋우거나 통증을 완화시킬 요량으로 약국에서 뭔가를 사먹었는가? 그렇다면 어떤 종류의 처방약을 받았는가?

만약 이 책의 내용에 따라 지금 하려고 하는 것들을 그때 했었다면 여러분에겐 지금 이 책이 필요치 않았을 것이다. 인체의 경고를 받아들여 적절한 조치를 취해 증상은 사라졌을 것이다. 여러분은 나의 이런 확신에 회의적일지도 모른다. 특히 오랫동안 고통을 겪어왔다면 말이다. 내가 그런 여러분에게 할 수 있는 유일한 말은 나를 믿고 그 방법들을 시도해보라는 것이다. 내가 권하는 단순하기 그지없는 방법들로 인해 증상이 호전되는 그 순간, 여러분은 내 말이 과연 틀리지 않았음을 알게 될 것이다.

《건강한 생활》은 1986년 출간되자마자 베스트셀러 1위를 차지하였다. 나는 그 책에서도 설명한 원칙에 따라 아주 좋은 건강을 즐겼을 뿐 아니라 수백만의 다른 사람들에게도 건강을 즐길 기회를 줄 수 있었다. 그리고 나 자신의 건강을 위해 시작한 일이 다른 사람들에게도 행복을 가져다준 것을 알고는 '이웃을 네 자신같이 사랑하라'는 말을 완성했다며 매우 흡족해했다. 당시 나는 모든 면에서 아쉬울 것이 없었다.

그런데 갑자기 별 이유 없이 팔과 다리의 근육이 위축되기 시작했다. 그 일이 처음 발생했을 때 내가 느꼈던 불안감은 어떤 말로도 형용할 수 없다. 처음에는 오른쪽 다리를 약간 절뚝거렸고 손들이 거의 감각이 없을 정도로 힘이 없어졌다. 한두 달 지나자 상태는 더욱 악화되었다. 다리를 심하게 절게 되었고, 가벼운 물건을 손으로 잡거나 들어올리는 것조차 힘들어졌다.

나는 그 후 3년 반 동안 미국 전역을 돌며 다양한 분야의 수많은 전문가들을 찾아다녔다. 그러나 아무것도 알아낼 수 없었다. 어느 누구도 내 근육이 위축되는 원인이 무엇인지 설명해내지 못했다. 대신 나를 기다리는 것은 수차례의 괴로운 조사와 검사였다. 피검사를 받았고 CAT 스캔과 MRI도 받았다. 당시 내가 안 받아본 검사가 과연 있을까? 한 의사는 수은이 범인일지도 모른다며 내 치아에서 그것들을 모두 뽑아내기도 했다. 그 3년 반이라는 시간 동안 내 상태는 더욱 악화되었지만 내가 들은 유일한 말은 "모든 테스트 결과 당신은 건강상태가 아주 좋습니다. 단, 근육에 관련된 것만 제외하고요"라는 것이었다.

그러다가 1989년 나는 우연하게도 나와 같은 증상을 겪고 있는 사람을 만나게 되었다. 차이가 있다면 그 사람이 더 오랫동안 그 같은 증상을 겪었고, 결국은 휠체어에 의존할 정도로 병이 많이 진행되어 있었다는 점이다. 나는 그에게 나의 증상들을 말해 주었는데, 그것은 그가 발병 초기에 겪었던 증상들과 일치하였다. 그는 내게 그런 증상들이 언제부터 시작되었냐고 물었다. 내가 1986년에 시작되었다고 말하자 그는 일말의 망설임도 없이 말했다. "그렇다면 당신은 1966년 베트남에 있었겠구먼." 그의 말은 사실이었다. 나는 그 해 1년 동안 공군에 복무하면서 베트남에 주둔해 있었던 것이다. 몹시 놀란 나는 어떻게 그 사실을 알아낼 수 있었는지 물었다.

그의 대답은 15년이 더 지난 지금까지도 내 등골을 오싹하게 만들고 피를 거꾸로 솟구치게 만든다. 그는 내 증상이 베트남에서 접한 고엽제 때문일 것이라고 말했다. 즉, 고엽제로 인해 말초신경장애가 발생한 것이었다. 고엽제는 다이옥신의 변형이다. 다이옥신은 인간이 만들어낸 독극물 중 가장 독성이 강한 것으로 여겨진다. 베트남 전쟁에서 미국은 베트콩이 숨을 만한 곳을 모두 없애려는 의도로 천백만 갤런의 고엽제를 베트남 정글에 쏟아 부었다. 그곳에 있는 나뭇잎들을 모두 말려버리려 했으면서도 사람에게 돌아갈 피해는 생각도 못한 것이다. 그 결과 그들의 소원대로 베트콩의 말살은 이루어지지 않았지만 수천 명의 사람들이 치명적인 피해를 입게 되었다.

당시 고엽제가 인체에 유해할지도 모른다는 생각을 할 수 없었던 이유는 고엽제로 인한 증상들이 단기간에 드러나는 것들이 아니기 때문이었다. 고엽제는 20년의 잠복기를 거쳐 서서히 그 증상을 드러낸다. 그 증상 중 가장 명확하게 나타나는 것이 바로 말초신경장애다. 처음에는 손과 팔, 다리의 기능이 악화되기 시작하다가 상체 근육까지 영향을 미치고, 다시 5년 정도 지나면 아예 거동조차 할 수 없거나 심지어는 사망에 이르게 된다. 나중에 알게 된 사실이지만 당시 내가 만난 그 사람은 미국 고엽제지원단의 단장이었다. 그는 나와 같은 증상을 호소하는 사람들이 수백 명도 더 된다고 말해주었다.

기능장애가 시작되고 5년을 넘긴 사람이 한 명도 없다는 말을 반복하면서, 그는 아무렇지도 않은 듯이 "내게는 18개월 정도 남은 것 같다"고 덧붙였다. 공포와 분노, 불신으로 폭발할 것 같았던 나는 그에게 아무 말도 할 수 없었다. 솔직히 말하자면 당시 나는 거의 실신할 지경이었다. 마음 깊은 곳에서는 끊임없는 아우성이 들려왔다. '뭐? 내가 고작 5년밖에 살 수 없다고? 거짓말이야, 그럴 수는 없어!'

나는 그날 이후로 하루하루를 끔찍한 고통과 공포 속에서 보내야만 했다. '왜 하필이면 나야?', '아마 신의 뜻이겠지'를 수없이 반복하면서. 하지만 나는 5년의 시한을 지내고도 여전히 서 있을 수 있었다. 그로부터 19년이 지난 오늘날까지도 다른 어떤 보조물 없이 내 두발로 걸어 다니고 있다. 눈에 띄게 절뚝거리면서 걷고 물 잔을 들어올리는 것조차 힘에 거워하는 것은 사실이지만 그래도 나는 살아 있다. 근육에 손상이 생긴 것 말고 나는 아주 건강한 것이다.

장애를 극복한 사람들이 "모든 일이 발생하는 데는 이유가 있다"라고 말하는 것을 들어본 적이 있을 것이다. 날이 갈수록 내 상태는 조금씩 그러나 확실하게 호전되어 갔다. 나는 내가 경험하고 있는 것이 도대체 무엇을 의미하는 것인지, 그 이유가 무엇인지 알고 싶어졌다. 더 높고 깊은 목적이 반드시 있어야 했다. 죽거나 휠체어에 의지하지 않고서는 한 발짝도 움직이지 못하는 수백 명의 사람들 속에 내가 들어가지 않게 된 결정적인 원인은 무엇이었을까? 운이었을까? 결코 아니다. 그것은 나의 임파계통이었다.

내가 고엽제를 접하게 된 것은 1966년이었다. 하지면 1970년부터 나는 내 임파계통을 의식적으로 관리하기 시작했다. 고엽제 때문이 아니었다. 앞서도 말했지만 나는 증상이 나타나기 전까지 고엽제에 대한 생각은 한 번도 해본 적이 없다. 단지 나는 평소에 겪는 크고 작은 고통들과 건강문제를 개선하기 위해 임파계통을 관리했던 것이다. 그때는 그러한 노력이 내 생명을 구할 것이라고 생각조차 하지 못했다. 나는 일반적으로 말초신경장애를 가진 사람들이 하지 않았던 '독소와의 싸움'을 16년이나 앞서서 시작했던 것이다. 그것이 그들과 나의 차이였다.

여러분은 나의 경험담에서 엄청난 사실을 알아차렸을 것이다. 임파계통이 세상에 존재하는 가장 치명적인 독소마저 이겨냈다면 관절염, 근육통, 루푸스, 만성피로증후군의 원인이 되는 일상적인 독소를 처리하는 것쯤은 아주 쉬울 것이라는 사실 말이다. 여러분이 그저 체내에 있는 세척과 치유의 역량을 풀어주기만 하면 되는 것이다.

나는 사람들이 "몸이 원수다"라거나 "몸이 말을 듣지 않는다"라고 말하는 것을 들으면 슬퍼진다. 그보다 더한 거짓말이 있을까? 몸은 여러분의 가장 큰 아군이다. 그들에게 최적의 환경을 조성해주지도 않으면서 몸을 비난하는 사람들은 건강할 자격도 없다. 우리는 지속적으로 우리 몸의 지능에 대해 놀라야 한다. 우리 몸의 치유능력에 대해 끊임없이 감사와 존경을 키워나가야 한다.

깊은 바다 한가운데서 배를 타고 있는 사람을 그려보자. 그러나 그에겐 배를 뭍으로 끌고 갈 노도, 패도 아무 것도 없다. 그는 몇 달을 바다와 싸우다가 육지를 그리워하며 죽는다. 자신을 뭍으로 데려다 줄 수단이 없어서 죽은 것이다. 그러나 그가 죽은 후 배 뒤편에서 모터가 발견된다면? 그것도 성능이 썩 좋은 모터가 말이다. 배안에 모터가 있다는 사실만 알았더라면 그는 그토록 무의미하게 죽지는 않았을 것이다.

임파계통은 그 모터이다. 여러분이 원한다면 언제든지 시동을 걸어 관절염, 근육통, 루푸스, 만성피로증후군의 결과로부터 자신을 구할 수 있다. 우리들의 임파계통은 자신의 역할을 멋지게 해낼 기회가 부여되기만을 참을성 있게 기다리고 있다. 여러분은 이 시점에서 "어떻게 하면 내 임파계통에 시동을 걸어 나를 구조할 수 있다는 말인가?"라는 질문을 가져야만 한다. 그리고 그것은 앞으로 내가 이 책의 마지막 페이지까지 말할 주제이기도 하다.

해 법

회복으로 가는 3단계

우리는 먹지 않으면 살 수 없다. 그렇다. 인간은 먹는 기계다. 우리 체내의 대부분 장기들은 생명체의 근본적인 3가지 활동에 어떻게든 관여한다. 음식섭취, 신진대사, 노폐물 배설이 바로 그것이다. 음식은 모든 사람의 생명에 중요한 역할을 한다. 우리는 깨어 있는 동안 약 4시간마다 음식을 먹는다.

먹는 것은 선택사항이 아니다. 우리는 먹어야 하고 그렇지 않으면 죽는다. 그것은 논의의 여지가 없는 사실이다. 음식은 물이나 공기와 마찬가지로 생명을 지속시키는 데 필수불가결한 요소다. 우리는 음식으로부터 체내 조직을 생성하고 치유하고 유지하는 데 필요한 영양소뿐 아니라 매순간 우리 몸이 수행하는 수많은 활동에 필요한 에너지도 얻는다.

평생 동안 모든 음식을 모으고 준비하고 소비하는 데 필요한 시간, 노력, 에너지를 생각해보자. 음식물이 들어가면 체내에서는 그것을 처리한다. 음식물에서 필요한 요소들을 추출해 모든 세포에 영양소와 에너지를 공급하고, 남은 노폐물을 제거하는 식이다.

음식의 에너지를 논의한다는 것은 거의 불가능하다. 에너지는 우리 몸의 크고 작은 모든 활동에 절대적인 연료를 제공해주는 필수불가결한 요소다. 에너지가 넘치면 삶은 훨씬 더 즐거워진다. 에너지가 넉넉하게 공급되지 않으면 삶은 무기력해진다. 에너지가 완전히 소진되었다는 것은 삶이 끝났다는 것과 같은 말이다. 나는 에너지가 너무 많다고 불평하는 사람들을 본 적이 없다.

에너지는 생명의 정수다. 우리의 가장 귀중한 필수품이다. 그것 없이는 아무것도 할 수 없다. 살아 있는 인체의 모든 활동에는 에너지가 필요하기 때문에 가능한 그것을 보존하고 불필요한 소모를 없애기 위해 노력해야 한다. 아침에 잠에서 일어나면 우리는 그날 필요한 모든 에너지가 충전되어 있음을 느낄 수 있다. 그 에너지는 자고 있는 동안 축적된 것이다. 그렇게 축적된 에너지는 모든 활동에 소용된다. 일어나거나 앉을 때도, 연필을 잡을 때도, 심지어는 눈을 깜박일 때조차 에너지를 필요로 한다. 물론 마라톤이 양치를 하는 것보다 훨씬 많은 에너지를 필요로 하는 것은 사실이다. 그러나 체내에 저장된 에너지는 소모량이 큰 활동이든 작은 활동이든 상관없이 지속적으로 사용된다. 하루의 공급량이 모두 사용되면 그것으로 끝이다. 만약 하루의 활동이 끝나지도 않았는데 에너지가 바닥난다면 사람들은 "아, 정말 지쳤어"라거나 "너무 피곤해서 한 발짝도 못 움직이겠어" 등의 말을 하게 된다.

여러분은 수많은 사람들이 어째서 커피나 콜라 등 카페인이 들어 있는 상품에 의지하는지 알고 있는가? 부족해진 에너지를 외부로부터 공급받기 위해서다. 그러나 그것들은 진정한 에너지가 아니다. 물론 그것을 마시면 일시적인 기분 상승을 느낄 수는 있다. 그러나 그 느낌은 그리 오래 가지 않는다. 에너지는 곧바로 저하되고 사람들은 더욱 강한 자극제를 필요로 한다. 그것은 중독에 가까운 습관이 된다. 바꾸기 쉽지 않고 반드시 어떤 대가를 요구하는 습관 말이다.

에너지는 돈에 비유될 수 있다. 일주일에 쓸 수 있는 돈이 만 원이라고 하자. 여러분은 그 돈으로 크고 작은 물건들을 살 수 있다. 그러나 하루 이틀 만에 돈을 다 써버린다면 결국은 누군가로부터 돈을 빌려야만 할 것이다. 하지만 그것은 공짜가 아니다. 빌린 돈은 보통 이자와 함께 갚아야 한다. 또한 돈을 빌리는 일이 계속된다면 최악의 경우 여러분은 평생 빚을 지면서 살아야 할 수도 있다. 에너지도 이와 같다. 그렇다면 에너지의 경우 빚은 무엇일까? 그것은 '건강의 저하'일 것이다.

인체가 그 어느 때보다 많은 에너지를 사용할 때는 소화를 시킬 때다. 앞서 나는 인간이 평생 먹는 음식의 양이 6만4천kg에 달한다고 말했다. 생각해보라. 우리가 평생 동안 하는 모든 활동에 필요한 에너지를 다 합쳐도 이 6만4천kg의 음식물을 소화하고 신진대사에 사용하는 에너지보다 많지 않다. 음식물은 그냥 위장에 눌러 있는 것이 아니다. 위에 음식물이 들어오면 인체는 소화작용을 하는 데 필요한 에너지를 즉시 내보낸다.

여러분은 식사 후 피곤함을 느낀 적이 있을 것이다. 모든 사람이 마찬가지다. 많이 먹으면 먹을수록 그 후에 찾아오는 피곤함은 더욱 커진다. 그래서 많은 사람들이 점심을 먹고 낮잠을 자는 것이다.

인간이 겪는 모든 질병은 궁극적으로 위장의 소화과정과 관련이 있다. 근육통, 루푸스, 관절염, 만성피로증후군, 심장병, 암, 당뇨, 두통 등이 모두 마찬가지다. 이 모든 병들은 음식물이 위장에 머무는 시간이 길어지는 것에서 비롯된다. 생각해보라. 음식물이 위장에 7시간 머무는 것과 3시간 머무는 것의 차이를 말이다. 위에 체류하는 시간이 적을수록 음식물을 처리하고 창자로 보내는 데 훨씬 적은 양의 에너지가 필요하게 될 것임은 말할 것도 없다.

에너지는 다른 어떤 곳보다 위장에서 더 많이 소비된다. 어떤 사람은 매우 능률적인 소화과정을 통해 에너지를 자유롭게 풀어주는가 하면, 어떤 사람은 소화에 필요 이상의 시간을 소비해 에너지를 낭비하기도 한다. 그야말로 간단한 방정식이다. 소화에 사용되는 에너지가 적을수록 체내의 독소를 추출하고 제거하는 데 이용되는 에너지는 많아질 수밖에 없는 것이다. 이제 여러분은 관절염, 근육통, 루푸스, 만성피로증후군이 위장에서 시작된다는 것을 알게 되었다. 이제껏 갖고 있던 편견들 때문에 믿을 수 없을지도 모르겠지만 그것은 사실이다.

이처럼 건강은 소화과정에서 에너지를 자유롭게 하는 단순하지만 전략적인 식생활로 변경하느냐 그렇지 않으냐에 달려 있다. 소화과정의 속박으로부터 벗어난 에너지는 똑똑한 인체에 의해 임파기관으로 들어가며, 그것은 결국 인체의 독소를 씻어내는 중요한 과정의 연료가 될 수 있다. 즉, 어렸을 때부터 길들여진 여러분의 식사방법이 오늘날 여러분이 겪고 있는 고통의 원인이 된다는 것이며, 따라서 그 같은 문제를 해결하고 싶다면 식습관을 바꿔야만 한다는 얘기다.

그렇다고 내가 여러분에게 앞으로 평생 풀잎이나 뜯어먹고 미네랄 물이나 마셔야 한다고 말하려는 것은 아니다. 또한 칼로리를 계산하고, 식사량을 재고, 단식을 하라는 말도 아니다. 음식을 먹는 것은 삶의 즐거움이다. 그렇지 않다면 회복을 위한 모든 과정이 즐겁고 기쁜 경험이라기보다 강제에 의한 고역의 행진이 돼버린다.

내가 앞으로 제시할 방법에는 어떤 식품군도 제외되지 않으며 비상식적인 논리도 없다. 길고 복잡한 것도 없다. 물론 나는 여러분에게 일정의 변화를 요구할 것이다. 하지만 그 변화는 매우 단순하고 실천하기 쉬운 방법을 통해 이룰 수 있다.

대부분의 사람들은 자신의 소화계통이 뚜렷한 한계를 갖고 있다는 것을 모른다. 물론 소화계통은 어떤 환경 속에서도, 심지어는 능력 밖의 것을 처리하도록 강요되어도 언제나 최대한의 노력을 한다. 하지만 그런 일이 계속되다 보면 필연적으로 문제가 발생한다. 여러분은 우리가 무엇을 얼마나 먹든 그것들이 아무 문제없이 잘 처리될 것이라는 잘못된 믿음을 갖고 있다. 그렇다면 이쯤에서 여러분에게 물어보겠다. 여러분은 자신의 (근육·골격체계의)능력을 넘어서 커다란 트럭을 들어 옮길 생각을 해본 적이 있는가? 기네스북에 오를 야심을 가진 사람이 아니라면 오히려 그런 질문을 하는 나를 이상하게 여길 것이다. 여러분은 자신의 근육이 지탱할 수 있는 무게에는 한계가 있다는 것을 너무도 잘 알고 있다. 그렇게 이해심 많은 여러분들이 어째서 소화계통에만 그토록 잔인한 것인지 나는 이해할 수가 없다. 여러분은 매일같이 소화계통에게 한계치 이상의 일을 수행하라고 요구한다. 원하는 음식은 무엇이건 아무 때나 먹을 수 있고, 목으로 삼켜 넘기는 것은 모두 소화되며 우리들 건강에 지대하게 기여할 것이라는 생각을 너무도 당연하게 하는 것이다.

매년 수십억 달러가 소화제 구입이라는 명목으로 소비된다. 복통, 소화불량, 가스, 복부팽창, 위산과다, 울화증, 위산과소, 위궤양 등에 처방되는 약들은 의약계의 가장 큰 수입원이다. 지극히 정상적이고 자연적인 먹는 행위에 왜 이렇게 많은 약이 필요한 것일까?

여러분은 위장 바이러스에 대해 들어봤을 것이다. 하지만 실제로 그런 바이러스가 존재한다고 보는가? 오직 위장에 들어갈 목적으로만 존재하는 미생물의 존재를 믿는가 말이다. 미식축구 경기장에서 160kg이나 나가는 선수가 내장을 다 내놓을 정도로 토하고 있다는 가정을 해보자. 아나운서는 "저 선수, 위장 바이러스에 걸린 것 같군요"라고 말한다. 그는 시합 전에 그 선수가 얼마나 많은 음식을 게걸스럽게 먹어댔는지에 대해서는 말하지 않는다. 여러분은 선수들이 경기장에 나가기 전에 음식을 먹는 광경을 한 번이라도 본적이 있는가? 심한 경우에는 보통 사람들이 하루 종일 먹어도 못 먹을 양을 선수 한 명이 30분 안에 먹어치우기도 한다. 식도에서 위로 음식물이 넘어가기도 전에 경기장에 나온 그는 잠시 후 (130kg의)다른 선수의 태클에 걸려 쓰러지게 된다. 그와 동시에 그는 직전까지 먹어댔던 모든 것들을 토해내기 시작하는 것이다. 자, 이제 아나운서가 '위장 바이러스' 운운한 말이 얼마나 코믹한 것인지 알아차렸는가? 인간이 여섯 양동이의 닭튀김과 수레를 가득 채울 만큼의 감자튀김을 토해낸다면 그것은 결코 미생물 때문이 아니다. 그것은 무분별한 식사 때문이다.

나는 이 위장 바이러스라는 말이 영양학을 전혀 공부하지 않은 의사에 의해 생긴 것이라고 장담할 수 있다. 복통과 구토와 같은 단순하고 명확한 것을 설명하면서, 영양학에는 전혀 관심이 없는 의사들이 말문이 막히고 당황하면 즐겨 쓰는 말인 것이다. "아, 그건 틀림없는 위장 바이러스입니다."

소화 문제는 의약계의 가장 큰 수입원이다. 그것은 절대 우연이 아니다. 아주 터무니없는 것으로 들릴지 모르겠지만 그것은 사람들이 어떻게 먹어야 할지에 대해 배운 적이 없기 때문에 생기는 일이다. 물론 내 말은 사람들이 음식을 떠서 입으로 가져가는 것을 배우지 못했다는 뜻이 아니다. 사람들이 소화계통의 한계를 인정하는 방법을 배우지 못했다는 것이다.

1970년대 초에 읽었던 관련 기사가 생각난다. '음식물, 인간을 위한 진정한 약' 이 그 기사의 제목이었다. 나는 당시 그 기사의 제목에 몹시 당황했었다. 그때까지만 해도 음식은 맛있고 즐거운 것이며, 약은 환자가 먹는 것으로 생각했기 때문이었다. 정확한 것은 생각나지 않지만 대강의 내용은 기억하고 있다. 그 기본 메시지는 음식의 종류와 질, 그리고 먹는 방법에 따라 우리가 병에 걸릴 수도 있다는 것이었다. 따라서 음식의 종류와 질, 그리고 그 음식을 먹는 방법을 바꿈으로써 다시 건강해질 수 있다는 것이다. 내가 말하는 '회복으로 가는 3단계' 라는 것도 결국은 같은 내용이다.

성공의 열쇠는 어느 정도 구체적인 식사조절과 관련이 있다. 하지만 그것은 여러분이 현재 먹고 있는 음식을 다른 음식으로 완전히 바꿔야 한다거나, 채식만 해야 한다거나, 배고플 때 먹어서는 안 된다거나 하는 식의 생활양식을 극적으로 바꿔야 하는 것이 아니다. 음식물이 위에 머무는 시간을 최소화하고, 에너지가 임파계통의 활동을 최대화하는 데 쓰일 수 있도록 하는 명확한 방법은 따로 있다.

이것은 신체를 미세하게 조정하는 것과 같다. 마치 음악을 듣기 위해 라디오 주파수를 맞추는 것처럼 말이다. 93.1을 듣고자 하면서 93.0이나 93.2에 맞춘다면 잡음 때문에 음악이 선명하게 들리지 않을 것이다. 그러나 다시 다이얼을 약간만 돌려 93.1에 맞춘다면 음악은 크고 선명하게 들릴 것이다. 여러분이 반드시 해야 하는 식사조절도 이와 다르지 않다. 약간의 조절만이 필요할 뿐이다. 약간의 조절만으로 커다란 변화를 느낄 수 있다.

오늘날 기초식품군은 보통 4가지로 나뉜다. 하지만 나는 이것을 좀더 단순화시키고자 한다. 관절염, 근육통, 루푸스, 만성피로증후군을 극복하기 위해 여러분은 오로지 2가지 식품군에만 관심을 가지면 된다.

부디 우리가 음식을 먹어야 하는 첫 번째 이유를 잊지 말자. 살기 위해서다. 생명은 어쨌든 인류가 받은 가장 귀한 선물이 아닌가? 유명한 철학가이자 저자인 윌리엄 블레이크*William Blake*는 다음처럼 말했다. "살아 있는 모든 것은 성스러우며, 생명은 생명 안에서 즐긴다." 내가 이 말에서 좋아하는 부분은 뒷부분이다. 이 4개의 단어가 의미하는 사실은 정말이지 굉장한 것이다. '생명은 생명 안에서 즐긴다.' 이보다 더 진실되고 심오한 것이 있을까?

인류는 수차례 탐사선을 우주로 보냈지만 그때마다 우리가 확인했던 것은 지구 외의 그 어느 곳에서도 생명체를 발견할 수 없다는 것이었다. 지구로부터 수조 마일 떨어진 곳에서도 생명은 찾을 수 없었다. 마치 전 우주에 존재하는 모든 생명체는 지구라는 이 조그만 행성에 집중되어 있는 것처럼 말이다.

미우주항공국(NASA)이 화성으로 보낸 탐사용 로켓이 꽃 한 송이를 찍은 사진을 보내왔다면 어땠을까? 지구 역사상 가장 기념비적인 사건이 될 것이다. 단지 꽃 한 송이가 발견된 것임에도 말이다. 그렇다면 지구는 어떠한가? 어디를 가나 우글거리는 생명체를 발견할 수 있다. 가장 황폐하고 뜨거운 사막에서도, 영하 70도까지 내려가는 곳에서도 생명은 발견된다. 우리가 살고 있는 지구에는 수천수만 개의 다른 이름을 가진 동물과 식물이 놀라우리만큼 집중되어 있다. 이렇듯 지구는 매우 특별한 곳이며 그곳에서 살고 있는 우리들은 축복 받은 존재임이 분명하다.

그렇다면 여러분은 생명이라는 위대한 선물을 보호하고 지원하기 위해 먹어야 하는 음식이 무엇인지 아는가? 살아 있는 음식일까 아니면 죽은 음식일까? 이것은 결코 어려운 질문이 아니다. 대답을 하기 위해 과학자나 영양사가 될 필요도 없다. 단지 상식만 이용하면 된다. 여러분 또한 이렇게 생각할 것이다. "누굴 바보로 아나? 죽은 것보다 살아 있는 것을 먹는 게 당연히 좋겠지!"

우리들이 먹고 있는 대부분의 음식물들이 생명이 파괴된 것이라는 사실을 안다면 대부분의 사람들은 충격을 받을 것이다. 여러분도 그런 사람에 속할 확률이 매우 높다. 여러분을 한 번도 만난 적이 없으면서 이렇게 자신 있게 말할 수 있는 것은, 만약 살아 있는 음식을 주로 먹었더라면 아마도 이 책에 관심조차 갖지 않아도 될 만큼 여러분은 건강할 것이기 때문이다.

나는 아주 간단하고 쉬운 방법으로 살아 있지 않은 음식이 여러분 식단의 주류를 이룰 것이라는 나의 가정을 증명해낼 수 있다. 그러나 나는 그것을 증명해 보이기 전에 여러분이 살아 있는 음식과 그렇지 않은 음식에 대해 제대로 이해하고 있는지부터 짚고 넘어갈 필요성을 느낀다.

여러분은 우리가 먹은 음식들이 우리 몸의 일부가 된다는 사실을 알고 있는가? 그 사실은 생명을 주관하는 이해할 수 없는 지성의 가장 놀라운 실례 중 하나다. 이것은 받아들이기 어려운 사실인 동시에 상상할 수 없을 정도로 교묘한 것이다. 반복해서 말하지만 우리는 음식을 지속적으로 먹어가며 생명을 유지하고 있다. 우리가 먹는 음식은 신체의 구성과 모든 활동의 연료인 에너지뿐 아니라 위에 도달한 음식을 소화할 때 필요한 필수성분까지 포함하고 있다. 놀라운 사실은 이 필수성분이 음식뿐 아니라 모든 존재들이 갖는 생명의 본질이라는 것이다. 그렇다면 이 기적적인 성분은 무엇일까? 그것은 효소라고 불리는 아주 작은 단백질 덩어리다.

효소라는 단어는 누구나 한 번쯤 들어보았을 것이다. 하지만 이 지구상의 모든 생명체가 효소 때문에 살아 있다는 사실을 아는 사람이 과연 얼마나 될지 궁금하다. 모든 식물과 동물, 그리고 인간은 효소 덕분에 목숨을 유지할 수 있다. 효소가 아니었다면 지구는 화성과 마찬가지로 생명이 없는 황무지가 되었을 것이다.

따라서 건강과 생명유지를 위해 여러분이 신중하게 고려해야 할 것은 오로지 2가지 식품군뿐이다. 첫 번째는 살아 있는 음식으로 구성되어 있다. 달리 말하면 음식의 효소가 전혀 손상되지 않아서 위장에 도착해 소화라는 아주 중요한 업무를 이행할 준비와 역량이 완전히 갖춰진 음식이다. 두 번째는 효소가 파괴되어 죽은 음식으로 표현되며 체내에서 자체적으로 효소를 생산해내야만 소화가 되는 음식이다. 효소가 풍부한 음식은 최소한의 소화에너지만을 요구한다. 반면 효소가 고갈된 음식은 다량의 소화에너지를 요구한다.

위 안에 있는 음식물의 소화가 관절염, 근육통, 루푸스, 만성피로증후군을 극복하고 그의 재발 방지에 결정적인 영향을 끼친다는 사실을 고려하면, 고통과 질병이 없는 삶을 희망하는 사람들이 효소가 풍부하게 들어간 음식을 선택해야 한다는 것은 필요 없는 잔소리가 될 것이다.

그렇다면 음식에 들어 있는 효소를 파괴하지 않으려면 어떻게 해야 할까? 효소는 무슨 이유로 파괴되는 것일까? 효소를 파괴하는 원흉은 바로 열이다! 열은 효소를 남김없이 쓸어버린다. 모든 효소는 48도 이상의 열이 가해지면 파괴된다. 약해지거나 줄어든다는 말이 아니다. 48도에서 효소는 완전히 사라져버린다. 가공포장되거나 익혀서 준비한 음식에 남아 있는 효소는 없다. 그렇다고 그 음식들이 소화가 안 된다는 말은 아니다. 모든 음식은 어떤 방식으로든 초기 단계인 위에서의 소화과정을 거쳐야만 하기 때문이다. 하지만 효소가 없어진 음식은 아주 오랜 시간 동안 위 안에 머물러 있게 된다. 그렇게 되면 첫째, 엄청난 양의 에너지가 소모되고 둘째, 앞에서 언급한 수많은 소화장애가 발생하게 된다.

다음과 같은 테스트를 해보자. 종이를 꺼내 한가운데에 선을 하나 긋는다. 이제부터 거기다 여러분이 하루나 사흘, 혹은 일주일간 먹은 음식을 하나도(한 입 베어 먹은 것이라도) 빼놓지 말고 모두 적는다. 단, 왼쪽에는 가공이나 요리를 해서 효소가 파괴된 음식을 적고 오른쪽에는 효소가 손상되지 않은 음식을 적는다.

즉, 종이 오른쪽에는 어떤 형식으로든 가공되거나 열로 요리하지 않은 음식만을 적는다. 과일과 야채, 견과류, 씨 종류, 주스가 전부다. 다시 말한다. 이것이 전부다. 그리고 아무리 과일이나 야채라 하더라도 그것은 익히지 않은 것이어야 한다는 조건이 있다. 과일은 신선한 것이어야 하며 통조림에 들어 있거나 익힌 것은 안 된다. 야채 역시 샐러드에 들어 있는 것처럼 날것이어야 한다. 견과류와 씨도 마찬가지로 구웠거나 볶지 않은 것이어야 한다. 그리고 주스는 소독되지 않은 것이어야 한다. 그 외의 나머지는 모두 종이 왼편에 가야 할 것들이다. 예를 들어 아침식사로 베이컨과 계란, 토스트와 커피를 먹었다면 오른 쪽에 쓸 수 있는 것은 하나도 없다. 빵과 버터, 밀가루 음식, 육류, 조류, 생선, 유제품, 구운 감자, 우유, 탄산음료, 커피도 모두 왼쪽이다. 만약 자몽 반쪽과 오렌지주스 혹은 과일샐러드를 먹었다면 그것들은 모두 오른쪽으로 간다. 단, 소독처리가 안된 오렌지주스만이 포함된다는 것을 기억해야 한다. 오렌지주스를 마시도록 유도하기 위해 '순수하고 자연적인 플로리다 햇볕'이나 다른 슬로건 등으로 선전되는 모든 오렌지주스들은 전부 제외된다. 이것들은 모두 48도가 넘는 온도의 열을 가했으며 따라서 효소도 모두 타버렸다. 광고주들은 소비자가 그것을 신선하고 자연적인 것으로 생각하도록 유도하지만 실제로는 그렇지 않다. 가공처리된 오렌지주스는 체내에서 산성으로 변한다. 병이나 다른 종이팩에 들어 있는 과일주스도 마찬가지다. 그것이 무엇이든 가공처리된 것이라면 효소는 들어 있지 않다.

여러분 중에는 "잠깐만요. 나보고 생식만 하라는 건가요? 익힌 음식은 아무것도 먹지 말라는 뜻은 아니겠죠? 그래야 한다면 차라리 약을 먹고 말겠어요"라고 내게 말하는 사람이 있을 것이다. 안심해도 좋다. 나는 여러분에게 익히지 않은 음식만을 먹어야 한다고 주장하는 것이 절대 아니니까. 나는 오직 중요한 사실을, 그러나 우리가 간과하고 있는 사실을 말하려는 것뿐이다. 우리가 오랜 세월 동안 먹어왔던 대부분 것들이 가공을 하거나 익힘으로써 생명이 모두 빠져나간 음식이라는 사실 말이다.

우리 인간은 그런 면에서 정말 독특하다. 인간은 '요리'라는 과정을 통해 우리 몸이 가장 필요로 하는 것을 음식물에서 제거하는 세상에서 단 하나뿐인 종족이다. 그러면서 우리는 왜 건강하지 못한지 궁금해 한다. 육지나 바다, 하늘에 있는 다른 종류의 동물을 보라. 그들은 모두 가공되지도 불에 익히지도 않은 음식을 먹는다. 그리고 그들은 관절염, 근육통, 루푸스, 만성피로증후군의 고통을 겪지도 않는다. 또는 암이나, 심장질환, 당뇨, 골다공증, 또는 비만을 호소하지도 않는다. 그들이 인간과 접촉하지만 않는다면 말이다. 그런데 동물원에 있거나, 집에서 애완용으로 기르거나, 혹은 그 밖의 이유 때문에 인간이 먹는 것들을 함께 먹는 동물들은 우리가 겪는 것과 똑같은 병으로 고생하게 된다. 여러분은 과연 이 사실이 무엇을 의미하는 것이라고 생각하는가?

한 연구기관에서 10년 동안 쥐와 고양이에게 고기와 우유 이외에는 아무것도 먹이지 않은 실험을 하였다. 그들은 동물들을 두 집단으로 나누어 한 쪽에는 살아 있는 것들을, 그리고 다른 한 쪽에는 가공한 음식을 먹였다. 생고기와 생우유만을 먹인 쪽은 모두 질병 없이 노년까지 살았다. 익히고 가공된 고기와 우유를 먹인 다른 쪽은 모두 수많은 질병으로 고통을 겪었고 일찍 죽었다.[36] 이 연구는 살아 있는 음식과 죽은 음식에 대한 나의 주장에 대한 어떤 의심도 불식시켜준다.

살아 있는 음식과 죽은 음식에 관한 내 주장은 구체적인 자료들로 증명할 수 있는 것으로, 부정하거나 반박할 여지가 없다. 대부분의 사람들, 특히 어느 정도 질병으로 고통받는 사람들은 살아 있는 음식의 섭취량이 평균 10% 이하이며, 나머지 90%를 생명이 없는 음식으로 채운다. 그들이 고통과 무기력함을 호소하는 것은 결코 놀라운 일이 아니다. 만약 어떤 사람이 하루에 4번씩 벽돌로 머리를 힘껏 내리치고서는 밤마다 "이유 없이 머리가 깨질 듯 아프다"고 말한다면 당신은 그 이유를 찾기 위해 그와 함께 밤새워 고민하겠는가? 관절염, 근육통, 루푸스, 만성피로증후군도 마찬가지다. 그런 증상을 호소하는 사람들의 식단에 살아 있는 음식이 10%도 되지 않는다는 사실 말고 더 확실한 이유가 어디 있단 말인가?

그렇다고 미리부터 낙담할 것은 없다. 매우 역동적인 우리 몸은 살아 있는 음식의 양을 늘리는 동시에 죽은 음식을 줄이면 매우 즉각적이고 효율적으로 반응한다. 고통의 해결방법을 적극적으로 찾고 있던 매우 많은 사람들이 살아 있는 음식을 먹기 시작하면서 증상이 호전되었다. 만약 자신의 몸이 필요로 하고 갈망하는 살아 있는 음식을 제공함으로써 체내의 노력을 돕지 않는다면 여러분은 아직까지 건강 회복에 그리 절실하지 않은 것이다. 아니면 관절염, 근육통, 루푸스, 만성피로증후군의 숨은 원인을 제거하는 대신, 그것을 마술적으로 끝내줄 '기적적인 약'에 대한 허상에 매달리고 있는 것이거나.

우리 신체가 살아 있는 음식을 더 많이 원하고 있다는 것을 아는 것과, 그것을 재치 있고 편하게 실천에 옮기는 것은 다른 문제라는 것을 나는 잘 알고 있다. 그리고 나는 여러분에게 설탕물을 주면서 그것이 꿀이라고 말하고 싶지 않다. 달리 말하면 여러분에게 막연한 희망을 품게 하고 무모한 약속을 하고 싶지 않다. 나는 여러분에게 끝까지 솔직하고 싶다.

모든 경우에는 변수가 작용할 수 있다. 같은 헌신과 노력을 보여도 사람에 따라 성공의 정도가 달라진다. 그리고 그 변수에 대해서는 미리 어떤 추측이나 해석도 할 수 없다. 변수들은 우리에게 유리하게 작용할 수도 그렇지 않을 수도 있다. 의사에게 몇 달밖에 살지 못할 것이라는 말을 들었지만 그 후 몇 년 혹은 수십 년 동안 멀쩡하게 살아 있는 사람들 얘기를 들어본 적이 있는가? 의사들조차 그 변수에 대해서는 어떤 예측도 통제도 할 수 없었던 것이 확실하다.

그러나 우리가 완전히 통제할 수 있는 강력하고 영향력 있는 변수도 있다. 내가 여러분에게 확언할 수 있는 것은 여러분의 성공을 최대화하기 위해서는 '회복으로 가는 3단계'를 최대한 이용하라는 것이다. 이 3단계는 여러분 신체가 갖고 있는 특별한 회복력을 최대한 이용하도록 구체화되었다. 어떤 한 단계가 다른 단계보다 더 중요하거나 덜 중요하지도 않다. 3단계 모두가 조화를 이루어 사용될 때 가장 큰 효과를 기대할 수 있다. 첫 번째 단계를 마친 후 두 번째 단계를 행하고 그것을 마친 후 세 번째 단계를 하는 것이 아니다. 3단계가 동시에 시행되어야 한다. 나는 이치에 맞고 이해하기 쉽게 회복의 절차를 설명하는 수단으로써 이 3단계를 소개하고자 한다.

물론 이보다 더 중요한 결정요소는 여러분의 실천과 헌신의 정도다. 장난삼아 이 3단계를 해보는 사람은 열성을 다해 실천하는 사람들이 갖는 긍정적인 결과를 기대해서도 안 되며 물론 그렇게 될 수도 없다.

첫 번째 단계의 목적은 회복의 과정에 시동을 거는 것이다. 관절염, 근육통, 루푸스, 만성피로증후군은 문제의 시작이라기보다 수년 전에 시작된 과정의 결과이다. 이처럼 근본 원인이 아주 오랫동안 진행되어 왔기 때문에, 그것을 멈추고 연결조직에 쌓인 독소들을 끄집어내기 시작하기 위해서는 강력하고 극적인 것이 착수되어야 한다.

두 번째 단계에서는 신체의 모든 치유활동을 지원하고 문제가 재발되는 것을 예방시켜주는 재치 있고 효율적이면서도 즐기면서 먹을 수 있는 생활양식을 제공한다.

세 번째 단계에서는 기술적인 새로운 발견을 소개할 텐데, 이는 관절염, 근육통, 루푸스, 만성피로증후군을 극복하려고 노력하는 사람에게 뜻밖의 선물이 될 것이다. 이 선물은 두 번째 단계의 목적을 충분히 지원한다는 명확한 목적을 갖고 있는 것으로, 음식과 영양학 분야에서 이루어진 중요한 진보 중 하나다. 전체적으로 살아 있는 음식을 더 많이 먹는 것을 제외하고 내가 언급하는 이 새로운 발견은 장기적으로 건강을 확보하는 데 그 무엇보다 더 많은 역할을 할 것이다. 그것은 위장에서의 음식물 소화를 현저하게 증진시키기 때문이다.

여러분에게 해줄 수 있는 내 최선의 조언은 완전히 열린 마음으로 이 세 단계가 여러분이 오랫동안 찾아왔던 해답이 될 것이라는 자세로 읽으라는 것이다. 그것을 정당하고 진지하게 실험해보면 그 가치에 대한 정확한 평가를 내릴 수 있을 것이다.

5

모노다이어트

관절염, 근육통, 루푸스, 만성피로증후군을 제거하고 추후에 재발을 방지하기 위해서는 2가지가 반드시 이루어져야 한다. 첫째, 그 질병들의 근본 원인이며 임파계통을 압도하는 독소들을 인체로부터 끄집어내어 파괴하고 제거해야 한다. 둘째, 많은 독소를 생산하여 임파계통에 무리를 주는 식사방법을 피해야 한다.

우리는 온갖 패스트푸드들에 둘러싸여 있다. 우리는 원하는 모든 것들이 지금 당장 이루어지길 원한다. 이것은 제약업계가 노리는 사고방식이기도 하다. 그들은 증상의 원인을 처리하고 그것을 제거하기보다 증상을 감추는 약을 복용하도록 조장한다. 사람들에게 문제를 예방할 수 있는 방법을 가르치는 것으로는 돈을 벌 수 없다. 수조원에 달하는 제약업계의 생명수는 아프고 고통받는 사람들이다. 여러분의 건강은 제약업계에 아무런 득이 되지 않는다.

여러분은 어느 날 아침 갑자기 "오, 이런. 지난밤에 관절염, 근육통, 루푸스, 또는 만성피로증후군에 걸렸어"라고 말할 수 없다는 것을 잘 알고 있다. 그렇다. 임파계통이 과도한 작업량으로 제 능력을 발휘하지 못하고, 그 결과 조직에 독소가 쌓이게 되기까지는 매우 오랜 기간이 필요하다.

여러분이 가장 염두에 두어야 할 것은 얼마나 빨리 문제로부터 벗어나느냐가 아니라 원하는 목표를 어떻게 성취하고 유지할 수 있는가이다. 증상들로부터 완전히 벗어날 수만 있다면 3개월이든, 6개월이든 혹은 1년이나 그 이상이 걸려도 문제가 되지 않는다. 그렇지 않은가? 정말 중요한 것은 3단계에 포함된 원칙들을 생활양식의 일부로 삼기 시작하는 그 순간 여러분은 고통 없는 삶이라는 단 하나의 목적지를 향해 출발하게 된다는 것이다. 그것이 관절염, 근육통, 루푸스, 만성피로증후군이든 아니면 다른 원인에 의한 고통이든 말이다. 그 길을 비껴나지 않으면 어떤 속도로 여행을 하든 여러분은 원하는 곳에 도착할 것이며 한 걸음 나아갈 때마다 목표에 더욱 가까이 다가서게 된다. 여러분이 취하는 한걸음은 고통을 경감시킨다. 여러분은 항상 어느 정도씩 좋아지게 되고 더 이상 나빠지지 않을 것이다. 그러니 서두르지 마라. 차를 운전하고 있다고 생각해보라. 길을 잘못 들어 목적지로부터 수백 킬로미터나 멀어졌다 해도 다시 길을 바로 잡는다면 목적지와 더 멀어지지는 않을 것이다.

회복으로 가는 3단계도 똑같다. 이 단계에 발을 디디는 순간 상태의 악화가 중단되면서 호전되기 시작한다. 여러분은 비교적 짧은 기간에 넘치는 에너지와 전반적인 건강의 변화를, 그것도 긍정적인 변화를 느끼기 시작할 것이다.

그렇다면 우리 몸 안에 존재하는 독소를 빼내는 방법은 무엇인가? 나는 앞서 식사 방식에 2가지 유형이 있음을 설명했다. 하나는 열을 가해 익힘으로써 모든 생명(효소)이 제거된 음식이 주를 이루는 식사 방법이다. 이런 식사 방법은 음식물이 오랫동안 위에 머물러 훨씬 더 많은 에너지를 필요로 하며, 더 많은 독소를 생산하고 임파기관에 무리를 주어 치유과정의 속도를 떨어트리는 원인이 된다.

다른 하나는 익히지 않아 생명(효소)이 빠져나가지 않은 음식이 주를 이루는 식사 방법이다. 이때 음식물들은 위에 머무는 시간이 짧기 때문에 소화에 필요로 하는 에너지가 훨씬 더 적을 수밖에 없으며, 그만큼 독소발생량이 적어져 임파계통의 일감이 줄어들기 때문에 체내의 치유과정을 과속화시킨다. 불필요한 소화과정에 힘을 쏟느라 에너지가 소모될 필요가 없으며, 그 에너지는 자동적으로 임파계통에서 체내의 독소를 쓸어내는 데 사용되는 것이다. 이처럼 살아 있는 음식을 이용해 관절염, 근육통, 루푸스, 만성피로증후군의 증상을 제거하고 재발을 방지할 수 있다는 것은 전혀 놀라운 일이 아니다.

지금까지 우리가 알게 된 것을 정리해보자.

1. 인체의 모든 활동은 일정량의 에너지를 필요로 한다.
2. 인체가 사용할 수 있는 에너지는 제한적이다. 그 에너지는 우리가 먹는 음식으로부터 매일 재충전되어야 한다.
3. 활동 중 다른 어떤 것보다, 아니 다른 모든 활동을 합친 것보다 더 많

은 에너지를 필요로 하는 것은 소화작용이다.

4. 음식물이 위에 오래 남아 있을수록 더 많은 에너지를 필요로 하게 되며 그만큼 임파기관이 청소하고 치유하는 데 사용할 수 있는 에너지는 줄어들게 된다.

5. 음식물이 위에서 효율적으로 소화될수록, 따라서 필요한 에너지가 적어질수록 임파기관에서 사용할 에너지는 많아지게 된다.

6. 살아 있지 않은 음식, 즉 불에 익혀서 효소가 파괴된 음식은 위에서 더 오랜 시간을 지체하게 되고 더 많은 에너지를 사용하여 결국 임파기관이 필요로 하는 에너지를 공급할 수 없게 된다.

7. 살아 있는 음식, 즉 효소가 파괴되지 않은 음식은 위에 머무는 시간이 짧고 적은 양의 에너지만을 필요로 한다. 그 결과 치유활동에 필요한 에너지를 풍부하게 제공함으로써 체내 치유장치(임파계통)의 활동을 자유롭게 한다.

8. 살아 있는 음식을 늘리는 동시에 살아 있지 않은 음식을 줄일수록 인체의 치유활동은 고양되고 증진된다.

이렇게 볼 때 살아 있는 음식을 많이 먹을수록, 그리고 살아 있지 않은 음식을 적게 먹을수록 관절염, 근육통, 루푸스, 만성피로증후군의 문제를 빨리 극복할 수 있다는 사실은 천재가 아니라도 이해할 수 있을 것이다.

실제로 나의 제안을 듣고 관절염, 근육통, 루푸스, 만성피로증후군이 완전히 사라졌다고 느낄 때까지 살아 있는 음식만을 먹은 사람들이 있다. 여러분 또한 이렇게 극적인 조치를 취할 각오가 되어 있다면 말릴 생각은 없지만, 첫 번째 단계의 목적을 달성하기 위해 그렇게 급격한 조치를 취할 필요까지는 없다. 목표는 임파계통이 마음껏 활동할 수 있을 정도로 체내의 독소량을 줄이는 것이다.

살아 있는 음식을 이용하는 데는 여러 가지 다른 많은 방법들이 있다. 그중 내가 소개할 것은 모노다이어트*MonoDiet*라고 불리는 방법이다. 모노다이어트는 특정 기간 동안 쉬지 않고 살아 있는 음식만을 먹는 것을 의미한다. 대부분의 사람들은 평생 동안 단 하루도 모노다이어트를 해본 적이 없다. 사용할 수 있는 대부분의 에너지를 소화에 사용했던 사람이 그 에너지의 할당량을 바꿔 최소한의 에너지만을 소화에 사용하고 나머지 거대한 양의 에너지를 체내 청소와 치유에 사용한다면 어떻게 될지 상상해보라. 여러분은 그것이 어떤 것인지 지금 당장은 알 수 없을 것이다. 그러나 일단 모노다이어트에 내재돼 있는 힘을 온전히 파악하고 이해하게 되면 다른 많은 사람들과 마찬가지로 최고의 건강을 얻고 유지하는 데 있어 여러분이 얼마나 강력한 도구를 가지고 있는지를 깨닫게 될 것이다.

그렇다면 모노다이어트에 필요한 살아 있는 음식이란 어떤 것들인지 다시 한번 살펴보자. 살아 있는 음식은 열에 의해 효소가 파괴되지 않은 음식이다. 모노다이어트는 신선하고 익히지 않았으며 가공되지 않은 음식만을 먹는 것이다. 그런 음식들은 과일, 야채, 과일주스나 야채주스, 견과류와 씨 등이다. 이것뿐이다. 다른 것은 없다. 한 번에 한 종류씩 짚어보자.

우선 과일부터. 과일은 우리에게 주어진 가장 큰 선물 중 하나다. 우리가 선택할 수 있는 과일 종류는 믿기 어려울 정도로 다양하다. 세상에는 1000가지가 넘는 종류의 과일이 있다. 그러나 과일이 (단백질을 만드는 아미노산을 포함하여)인류가 필요로 하는 모든 영양소를 포함하고 있다는 것을 깨닫고 있는 사람은 얼마 되지 않는다. 과일은 음식물에서 얻을 수 있는 가장 우수하고 가장 순수하며 가장 쉽게 접할 수 있는 형태의 에너지를 포함하고 있다. 어떤 과일이 다른 과일보다 더 좋고 그런 것은 없다. 그러므로 어떤 것이든 좋아하는 과일이 있으면 그것을 먹으면 된다. 하지만 그 과일들은 신선하고 열에 익히지 않은 것이어야 한다. 과일 통조림은 안 된다. 그것은 익힌 것이고 죽은 것이다. 구운 것이나 끓인 것, 그 밖의 모든 방법으로 열에 익힌 것도 안 된다. 이들은 모두 죽은 것이다. 여러분은 어쩌다 한번씩 구운 사과나 파이처럼 익힌 과일을 먹을 일이 있을 것이다. 나도 그렇다. 하지만 모노다이어트를 할 때만은 안 된다. 모노다이어트를 할 때는 오로지 살아 있는 음식만 먹어야 한다.

여러분은 한 종류의 과일만을 먹을 수도 있고 과일 샐러드를 만들어 먹을 수도 있다. 그릇에 여러 가지 과일을 섞어 놓은 다음, 그 위에 한두 가지 과일을 으깨어 만든 과일소스를 붓는다. 그 위에 약간의 계피 가루와 조각낸 코코넛(물론 날것)을 덧뿌리면 보기 좋고 맛 좋은 건강식이 준비된다.

과일은 휴대하기 쉬운 스낵이 되기도 한다. 그러나 무화과, 자두, 파파야, 파인애플, 살구 등과 같은 말린 과일을 먹을 때 주의해야 할 것이 있다. 햇볕을 사용했든 건조기를 사용했든 간에 자연적으로 말린 것인지 확인해야 한다. 질산 황과 같은 화학제로 말린 과일은 좋지 않다. 또한 말린 과일들은 성분이 매우 농축되어 있기 때문에 조금씩 먹어야 한다. 소량으로 먹지 않으면 소화기관에 지나친 부담을 주게 된다.

과일주스를 마실 때도 특별한 주의를 기울여야 한다. 과일주스는 인체에 도움을 주기도 하지만 그렇지 않은 경우도 있기 때문이다. 몸에 이로운 과일주스란 살아 있고 효소가 파괴되지 않은 것을 말하며, 어떤 방법으로든 열이 가해졌거나 가공된 것은 우리 몸에 전혀 득이 되지 않는다.

다양한 색상의 종이팩이나 깡통, 병에 들어 있는 모든 과일주스는 강렬한 열에 가공처리되어 어떤 것도 살아남아 있지 않다. 비록 우리는 매일 그것들이 건강에 좋다는 대담한 광고를 접하지만 말이다. 비타민, 식물영양소, 항산화제, 효소가 모두 파괴되어 있다. 많은 주스들은 합성비타민제, 첨가제, 색소, 정제된 흰 설탕, 그리고 다양한 화학물로 처리된 후 싱싱한 과일이라는 큼지막한 단어를 달고 마치 건강에 좋은 식품인 양 선전된다. 그토록 역겨운 혼합음료와 신선한 과일을 갓 짜내어 만든 주스가 같다고 말하는 것은, 좋은 말로 하면 순진한 것이고 심하게 말하자면 범죄행위다. 제대로 마시는 주스는 하늘이 내려준 선물이다. 신선한 과일을 짜내서 만든 것이 그것이다. 그러나 살균되거나 가공된 과일주스는 피를 산화시키고, 위궤양 등 현존하는 증상을 악화시키며, 칼슘과 같은 필수 미네랄을 인체로부터 빼앗아내고, 임파계통에 무리한 부담을 주기 때문에 아무것도 먹지 않는 것보다 더 나쁘다.

과일스무디 역시 모노다이어트에 좋은 영향을 끼칠 수 있다. 이들은 맛이 좋고, 허기를 채워주며, 영양가 또한 매우 높다. 스무디는 믹서기로 만든다. 여기에 내가 좋아하는 것이 있다. 먼저 신선하거나 얼린 바나나 한 개 정도를 믹서기에 넣는다(바나나를 얼릴 때는 껍질을 벗겨 몇 등분으로 자른 후 밀폐용기에 담아 냉동보관 한다). 여기에 신선한 오렌지주스와 얼린 과일을 더 넣는다. 나는 얼린 딸기와 블루베리를 좋아한다. 바나나를 많이 넣을수록 음료는 더 걸쭉해진다. 나는 항상 그린 수퍼푸드(8장 참조)를 스무디에 첨가한다. 여러분은 수없이 다양한 종류의 스무디를 만들 수 있는데 그것은 바나나를 비롯한 다양한 종류의 얼린 과일들을 사시사철 접할 수 있기 때문이다. 이 방법들을 접하게 되면 스무디는 여러분 생활의 영원한 일부가 될 것이다. 나처럼 말이다.

이 글을 읽고 있는 여러분 중에는 과일이나 과일주스를 먹으면 속이 쓰리며 설사를 하거나 혈당이 올라간다고 불평하는 사람도 있을 것이다. 그런 문제들은 과일을 옳지 않은 방법으로 먹을 때만 발생한다. 바른 방법으로 먹는다면 절대로 그로 인한 문제가 생길 수 없다.

모노다이어트의 또 다른 주요성분은 야채다. 물론 신선하고 익히지 않은 것이어야만 한다. 그렇다고 평생 삶거나 굽거나 볶은 야채들을 먹지 말라는 소리는 절대 아니다. 하지만 모노다이어트를 하는 동안에는 그런 식으로 요리한 야채들을 포기해야 한다. 단지 당근이나 샐러리를 먹으라고 말하는 것이 아니다. 다양한 종류의 야채를 먹으라는 것이다. 여러분이 샐러드를 좋아하기를 바란다. 샐러드를 좋아하지 않는다면 그것을 좋아해야 할 필요가 있다. 샐러드는 모노다이어트 기간이 아닌 때라도 여러분의 식단에 없어서는 안 될 중요한 것이다.

내가 말하는 샐러드란 겨우 마요네즈를 처바른 양상추 몇 조각에 방울토마토를 넣은 것이 아니다. 큰 그릇에 한가득 담긴 다양한 종류의 야채샐러드는 배를 채워줄 뿐 아니라 영양가도 상당히 높다. 요새는 다양한 종류의 야채를 섞어 파는 곳이 많기 때문에 여러분이 샐러드로 지겨워질 일은 없을 것이다. (다양한 종류의)상추, 토마토, 오이, 시금치, 배추, 당근, 샐러리, 아보카도, (다양한 종류의)새싹들, 냉이, 무, 버섯, 브로콜리, 양배추, 사탕무, 옥수수, 호박 등과 같이 보통은 익혀서 먹지만 날 것으로 먹을 수 있는 야채가 많이 있다. 샐러드에 이 모든 야채가 들어가야 한다는 것은 아니다. 여러분은 상추, 토마토, 오이가 들어간 아주 간단한 샐러드를 원할지도 모른다. 요지는 다양한 종류의 야채들 덕분에 샐러드를 만드는 일이 항상 흥미로울 수 있다는 것이다.

샐러드를 더욱 즐기기 위해 다양한 드레싱을 이용할 수도 있다. 샐러드는 반드시 맛이 좋아야 하고 보기에 먹음직스러워야 한다. 그렇지 않으면 샐러드를 만드는 일이 즐거움보다 따분한 것이 되어버린다. 따라서 드레싱의 선택이 중요하게 고려되어야 한다. 모노다이어트의 엄격함 속에 그래도 여지를 남겨두는 한 영역이 있다면 그것은 드레싱이다. 많은 종류의 샐러드 드레싱, 특히 크림이 들어가 있는 드레싱은 100% 익히지 않은 것이 아니다. 그러나 샐러드 자체가 워낙 중요해서 어느 정도의 타협이 가능하다. 양질의 성분을 사용하고 설탕이나, 첨가제, 방부제, 색소나 다른 어떤 종류의 화학성분도 사용하지 않은 수십 가지의 드레싱이 시중에 나와 있다. 그런 것들이 여러분이 찾아야 할 드레싱이다. 단, 너무 많은 드레싱을 곁들여 샐러드가 드레싱 안에서 수영하지 않도록 주의해야 한다.

양질의 올리브유와 레몬, (원할 경우)소금과 후춧가루, 허브와 양념을 사용해서 아주 간단하면서도 맛좋은 샐러드 드레싱을 만들 수도 있다. 식초를 좋아하는 사람들을 위해 한 가지 정보를 주자면 수퍼마켓에서 흔하게 볼 수 있는 식초는 진짜를 모방한 콜타르로 만들어진 것이라는 사실이다. 우리 몸에 유익한 식초는 단 한 가지뿐이다. 익히지도 여과 시키지 않고 살균처리도 안 된 무공해 사과주스식초, 그것뿐이다.

야채주스 또한 모노다이어트에 커다란 도움을 줄 수 있다. 내가 말하는 주스는 V8이나 그 밖의 깡통 주스가 아니다. 그것들은 모두 살균처리되어 아무런 가치가 없다. 물론 맛이 매우 훌륭하다는 점은 부정하지 않겠다. 그러나 신선하게 만든 야채주스를 발견하기란 매우 어려운 일이다. 신선한 야채주스를 정기적으로 마시기 위해 주서기 구입도 고려해볼 만하다. 비싼 가격에 망설여지는가? 주서기가 여러분의 건강에 가져다 줄 수 있는 혜택은 주서기 가격으로 따질 수 없는 것이다.

관절염, 근육통, 루푸스, 만성피로증후군을 해결하기 위해서는 반드시 야채 주서기가 있어야 한다? 물론 아니다. 당신은 야채주스를 마시지 않고서도 완벽하게 잘 해낼 수 있다. 하지만 야채주스는 매우 유익하며, 그 주스가 제공하는 혜택을 원한다면 그것은 반드시 신선해야 한다는 사실은 백 번 강조해도 부족하다.

모노다이어트를 할 때 과일과 야채 및 그 주스들 외에 먹어야 할 다른 유일한 음식은 견과류와 씨 종류다. 나는 캐슈, 아몬드, 피켄, 호박씨와 해바라기씨를 좋아한다. 견과류와 씨를 먹는 데 역시 중요한 조건들이 있다. 무엇보다도 이것들은 날것이어야 한다. 굽거나, 다른 방법으로 열을 가한 것이어서는 안 된다. 견과류와 씨들은 날로 먹을 때 매우 훌륭한 단백질원과 유익한 지방원을 제공한다.

두 번째 조건은 견과류와 씨는 매우 조금씩 먹어야 한다는 것이다. 절대 과식을 해서는 안 된다. 한 줌 정도만 먹으면 족하다. 이것들은 매우 농축된 음식이기 때문에 소화하는 데 과일과 야채보다 훨씬 더 많은 에너지를 필요로 한다. 모노다이어트의 최우선 목표는 가능할 때마다 에너지를 사용하지 않고 보관하는 것이다. 소량의 견과류와 씨를 먹기에 가장 좋은 시간은 점심을 먹고 3시간 후와 저녁식사를 하기까지 3시간 남짓 여유가 있는 오후 3시쯤이다. 만약 시도 때도 없이 이것들을 먹게 되면 모노다이어트의 목적, 즉 임파기관이 체내의 독소를 제거할 에너지를 남기는 데 실패하게 된다.

나는 견과류와 씨를 먹을 때 항상 오이조각을 곁들인다. 맛도 훌륭할 뿐더러 오이에 함유된 수분이 견과류와 씨를 빠르고 효율적으로 소화시키는 것을 돕는 것 같기 때문이다. 한번 시도해보라. 여러분은 그 맛과 효과에 매우 만족할 것이다.

이제부터 여러분이 알아야 할 사항은 모노다이어트의 기간과 횟수에 대한 것이다. 모노다이어트는 얼마 동안 그리고 얼마나 자주 해야 할까? 모노다이어트는 짧게는 하루, 길게는 몇 달 동안 지속할 수 있다. 잊지 마라. 모노다이어트의 목적은 연결조직에 쌓여 있는 독소를 뽑아내는 것이다. 이것이 첫 번째 목표다.

나는 여러분에게 6개월 동안 한 달에 1주씩 모노다이어트할 것을 요청한다. 내가 말하는 6개월이란 몸의 변화를 느끼기까지 걸리는 기간이다. 물론 이 과정에도 변수는 작용한다. 어떤 사람들은 2개월이나 그보다 훨씬 전에 몸이 좋아지는 것을 느끼는 반면, 어떤 사람들은 똑같은 조건 아래에서도 6개월이나 그 이상이 걸릴 수도 있다. 당신이 어떤 유형의 사람인지 아는 유일한 방법은 그 과정을 지나보는 것이다.

모노다이어트를 시작하는 순간 여러분은 어느 정도 나아지고 있다는 것을 느끼기 시작할 것이다. 그것이 아무리 미미한 진전이라 할지라도 전혀 나아진 것이 없거나 오히려 악화된 것 보다는 훨씬 낫지 않은가?

먼저 3주간은 일반식을 하고 그 후 1주일 동안 모노다이어트를 하라. 모노다이어트 동안에는 열을 가하거나 가공한 음식을 먹으면 안 된다. 설령 여러분이 다른 사람들보다 짧은 시간 안에 효과를 보았다하더라도 6개월 동안만은 이 방법을 고수하라. 너무 오랫동안 겪고 있는 끔찍한 고통 때문에 모노다이어트의 기간과 횟수를 늘려 세척과정을 과속화하고 싶은 사람들도 있을 것이다. 모노다이어트의 장점 중 하나는 뛰어난 융통성에 있다. 모노다이어트의 기간과 횟수에는 어떤 어렵고 엄격한 규칙도 없다. 물론 6개월 동안 매달마다 7일간 지속적으로 모노다이어트를 해야 하는 것은 기본 전제다. 그 이상 며칠을 몇 달 동안 더 하든, 그것은 여러분의 자유다.

예를 들어 1주일간 모노다이어트를 하고 3주간은 일반식을 하는 대신, 1주일 동안은 모노다이어트를 하고 그 후 2주일 동안만 일반식을 할 수도 있다. 만약 모노다이어트의 열렬한 지지자라면 모노다이어트와 일반식을 격주로 할 수도 있다. 아니면 한 달에 1주일 동안 모노다이어트를 하고 그 다음 달에는 모노다이어트를 2주 동안 할 수도 있다. 내 말의 요지는 모노다이어트를 하는 6개월 동안 최소한 매달 7일 동안 모노다이어트를 하기만 하면 다른 것은 융통성 있게 조절이 가능하다는 것이다. 그러나 한 달에 7일 이상을 한다 하더라도 6개월은 채워야 한다. 예를 들어 모노다이어트를 한 달에 2주일을 했다 하더라도 3개월이 아닌 6개월을 채워야 한다는 말이다.

물론 나는 이 방법이 상당한 인내와 헌신을 요구한다는 것을 알고 있다. 또한 나는 여러분이 지금부터 6년 동안, 아니 26년 동안 건강하고,

원기왕성하며, 약을 복용하지 않고도 아무런 고통 없이 살게 되길 바란다는 것을 알고 있다. 명심하라. 처음 6개월이 여러분의 목표달성에 결정적인 역할을 한다는 것을.

여러분의 관심을 끌 필요가 있는 2가지 주의사항이 있다. 첫 번째는 7일간의 모노다이어트를 끝내고 일반식으로 되돌아갈 때의 식사방법이다. 어떤 사람은 모노다이어트를 마치면 그 일주일 동안 그리워하고 꿈꿔왔던 모든 음식들을 먹어대는 경향이 있다. 많은 사람들이 그렇게 하지 말라고 주의를 받았음에도 불구하고 그렇게 한다. 나도 그랬다. 이것은 모노다이어트로 이룬 그 많은 좋은 것들을 한 순간에 파괴하는 행위다. 내가 해줄 수 있는 가장 좋은 조언은 모노다이어트를 하고 나서 처음 이틀 동안은 천천히 먹으라는 것이다. 절대 과식하지 말아야 한다.

두 번째 주의사항은 특히 중요한 것이다. 그것은 어쩌다 한 번씩 발생하는 일인데, 여러분이 해결하고자 했던 문제점들이 모노다이어트 후에 더 심화될 경우가 있다는 것이다. 다시 한번 강조하지만 이것은 누구에게나 발생하는 일이 아니다. 특히 체내에 엄청나게 많은 독소가 쌓여 있고 그래서 철저한 세척이 시급한 사람들에게 발생할 가능성이 높다.

관절염, 근육통, 루푸스, 만성피로증후군의 증상을 제거하기 위해 그토록 헌신적인 노력을 했는데도 오히려 그 증상들이 악화되었다고 느낀다면 여러분은 매우 괴로울 것이다. 하지만 경우에 따라 이것은 반드시 필요한 과정이다. 여러분의 신체는 언제나 자신을 세척하고 치유하는 방법을 찾아보고 있다는 사실을 간과하지 않기를 바란다. 모노다이어트를 시작하면 엄청난 독소에 점령당한 몸은 다시는 이런 기회가 오지 않을 것이라 생각하고 가능한 많은 독소를 제거하기 위해 서두른다. 그래서 처음에 문제들이 더욱 심각해지는 것이다. 그러나 인체가 정기적인 에너지 공급에 익숙해지면 그 증상들은 모두 가라앉게 된다. 오히려 그런 증상의 악화는 체내의 치유장치들이 손상되지 않고 제 기능을 다하고 있다는 반증이라고 생각하며 기뻐해야 할 것이다. 잠시 불편할 수는 있겠지만 분명히 치유행위를 목격하게 될 것이다. 이것은 나쁜 일이 아니라 좋은 일이다. 이것은 회복으로의 여정이 시작되었다는 것을 분명히 보여주는 것이다. 그 과정은 곧 지나갈 것이다. 이때 가장 위험한 것은 더욱 심각해진 증상을 숨기기 위해 약을 복용하는 것이다. 이것은 치유과정을 시작하는 곳까지 갔다가 그 앞에서 문을 꽝 닫아버리는 것과 같다. 그럴 바에는 아예 시작을 안 하는 편이 낫다.

한 가지 더 중요한 것이 있다. 6개월 동안 매달 1주일씩 하는 모노다이어트를 끝내고나면 그 다음부터는 훨씬 쉬워진다는 것이다. 1년에 몇 번씩 하는 모노다이어트는 인체를 최상의 상태로 유지하는 데 많은 도움을 줄 것이다. 1주일에 하루나 이틀 정도 살아 있는 음식만을 먹어도 커다란 혜택을 받을 것이다. 내 말은 처음 6개월간의 모노다이어트 후에 단지 몸이 많이 좋아졌다는 느낌 때문에 모노다이어트를 버리지 말라는 것이다. 그것은 예방 차원에서 평생 사용돼야 하는 도구이다. 모노다이어트는 많이 하면 할수록 좋은 것이다.

지금은 모노다이어트라는 것이 몹시 생소하고 어려워만 보일 것이다. 그러나 좀더 익숙해지면 그것이 얼마나 사리에 맞고 가치가 있는 것인지 알게 된다. 시작하기만 하면 된다. 한 번도 피아노 교습을 받지 않은 사람이 처음 피아노 앞에 앉게 되었을 때의 당혹함이 어떨지 상상해보라. 하지만 건반들에 대해서 배우고 어떻게 치는지를 연습한다면 혼동은 사라지게 되며, 피아노 연습을 많이 하면 할수록 더욱 잘 치게 된다. 확실한 이해는 실행을 통해서 온다.

이제 여러분은 6개월에 걸쳐 매달 1주일 이상 모노다이어트를 해야 한다는 것을 알았다. 그렇다면 그 6개월 동안 모노다이어트를 하지 않을 때는 어떻게 먹어야 하며, 6개월이 지난 후에는 어떻게 먹어야 할까? 이것이 회복으로 가는 두 번째 단계에 대한 주제이다.

6
올바른 아침식사법

모노다이어트를 하지 않을 때도 우리는 올바른 식사방법을 선택해야 한다. 우리 몸의 강력한 세척과 치유의 장치를 풀어주기 위해 갖은 노력을 한 후에 다시 그 전의 식사 습관으로 되돌아간다는 것은 이치에 맞지 않는다. 알콜 중독을 극복하기 위해 12단계 프로그램을 마친 사람이 그것을 축하하기 위해 술을 마신다면 어떻게 되겠는가?

나는 여러분에게 조금 색다른 식사방법 2가지를 소개하려 한다. 이것은 복잡하지 않고 실행하기 어렵지도 않으며 무엇이든지 먹고 싶을 정도로 굶주리게 하는 복잡한 방법이 아니다. 단지 평소와 다를 뿐이다. 여러분은 여전히 원하는 음식을 먹게 된다. 계산기나 계량컵을 들고 설칠 필요가 없다. 배고파할 필요도 없다. 만족할 때까지 먹을 수 있다. 식당에 가서 음식을 먹을 수 있다. 여러분은 먹고 싶은 욕구를 만족시키면서 체내의 소화 한계를 존중하고 지속적인 세척과 치료에 필요한 에너지를 제공할 수 있다.

인간의 재미있는 속성은 변화를 추구한다는 데 있다. 우리는 새로운 것, 더 나은 것, 다른 것, 혁명적인 것, 혁신적인 것, 진기한 것을 원한다. 우리는 최신 모델, 가장 첨단적인 기능을 원한다. 우리는 전위적이고 초현대적인 것을 원한다. 그리고 우리는 그것을 지금 당장 원한다. 가게에서 최신형 컴퓨터를 샀다 하더라도 집에 가져다 전원을 연결시킬 때면 그것은 벌써 구닥다리가 되어버릴 것이다.

우리 인생에 아무런 변화가 없다면 그 삶이 얼마나 참을 수 없을 만큼 단조로울지 상상해보라. 그 무엇도 개선되지 않으며 새로운 것은 어떤 것도 고안되지 않는다. 그것이 차든 옷이든 정치문제든, 아무것도 변화하는 것이나 개선되는 것이 없다면 이 세상은 어떻게 될까? 우리는 '급성 참을 수 없는 권태' 라는 사인(死因)의 부고를 보게 될지도 모른다. 다음과 같은 유명한 말도 있지 않은가? "이 세상에서 유일하게 변하지 않는 것은 변화한다는 것이다." 그것이 바로 인생이다. 어떤 것도 제자리에 머물지 않는다. 그런데 여기 몇 십 년에 걸쳐 전혀 변하지 않은 것이 있다.

벌써 눈치 챘는가? 그렇다, 그것은 바로 먹는 것에 대한 우리의 기본적인 접근이다. 기본적으로 든든한 아침식사를 하고 고기와 감자로 저녁식사를 하는 것이다. 여러분은 어떠한가? 물론 이전에 비해 사람들이 섬유질 음식을 더 많이 먹고 소금과 콜레스테롤, 튀김음식을 줄이려고 노력하는 것은 사실이다. 하지만 근본적으로 모든 것은 풍성한 아침식사와 고기와 감자라는 맥락 안에서 이루어지고 있다.

어째서 이 영역만은 변화하지 않는 걸까? 특히 역사상 어느 때보다도 어린아이들을 포함한 수많은 사람들이 비만을 호소하고 있는 이때 말이다. 심장병, 암, 당뇨, 골다공증, 비만과 같은 파국적인 질병들이 수십 년 동안 계속 늘어나고 있다. 관절염, 근육통, 루푸스, 만성피로증후군을 겪는 환자의 수도 마찬가지다. 우리의 가장 소중한 보물인 어린이들에게 피해를 끼치는 즉석 음식점이 폭발적으로 증가하고 있다. 당신은 90% 이상의 미국 아동들이 최소한 하나 이상의 심장병 증상을 가지고 있다는 것을 알고 있는가? 정말 수치스러운 일이다. 오랫동안 고수해온 여러분들의 식사법에는 전면적인 재조사가 필요하며 지금이 바로 그 시기다.

2003년 8월 〈워싱턴 포스트〉는 다음과 같은 기사를 게재했다. '국가적 비만 때문에 심각해진 건강 위험에 대한 최근의 징후는… 1970년과 2000년 사이 비만 아동의 수가 3배로 늘었다는 사실이다.' 한번 생각해보자. 어린이 비만이 3배나 증가한 지난 30년 동안 우리는 어떤 권고를 따랐는가? 그리고 그 같은 조언을 해준 사람들은 과연 누구인가? 그 답은 이렇다. 우리는 든든한 아침식사를 하고 고기와 감자에 대한 신념을 고수하라는 조언을 따라왔다. 그리고 우리를 그처럼 비참한 상태로 몰아넣은 조언을 한 것은 의사와 그 동료인 미국 영양학회다.

내가 너무 비관적인 소식들만 들려준다고 생각하는 독자를 위해 즐거운 정보 한 가지를 알려주겠다. '회복으로 가는 3단계'를 따라하면 관절염, 근육통, 루푸스, 만성피로증후군을 극복할 수 있을 뿐만 아니라 체중도 정상화시켜준다. 우리 몸의 '자연치료' 과정에서 불필요한 체중은 자동적으로 제거되기 때문이다. 체중을 줄이기 위해 다른 것을 더 할 필요가 없다. 이제 기분이 한결 나아졌는가?

나는 내가 제시하는 변화에 대한 공정하고 진정한 검증을 환영한다. 물론 기존의 전통적인 사고를 뒤엎고 출현한 새로운 것은 처음에 거부당하는 것이 일반적이다. 아서 쇼펜하우어 *Arthur Schoepenhauer* 는 이것을 가장 명료하게 표현하고 있다. "모든 진실은 3단계를 거친다. 첫 단계에서는 웃음거리가 되고, 그 다음에는 격렬한 반대에 부딪히며, 마지막에는 매우 자명한 것으로 받아들여진다." 다행스럽게도 내가 제안하는 식단은 검증되기가 매우 쉽다. 문자 그대로 2주 안에 그것의 결과가 밝혀지기 때문이다.

내가 첫 번째로 말하고 싶은 것은 과연 어떤 것이 건강한 아침 식단인지 확실히 알라는 것이다. 이른 아침에는 어떤 음식을 먹어야 우리의 목적달성에 도움이 되며, 체내에 최적의 영양소와 에너지를 제공하는 동시에 독소를 제거하는 노력을 촉진시킬까? 나는 앞에서 생명의 숭고함과 위대함에 대해 말했었다. 그 요지는 모든 생명이 존재하기 위해서는 3가지 기본활동이 있어야 한다는 것이었다. 그것들이 무엇인지 기억하는가? 첫째는 영양분을 흡수하는 과정이고, 두 번째는 영양소를 추출하는 일정형태의 신진대사 과정이며, 세 번째는 노폐물을 제거하는 과정이다.

일주기성 리듬이라든가 생물시계, 또는 생체순환기라는 말을 들어본 적이 있는지? 이것들은 모두 체내에서 매 24시간마다 규칙적으로 재발하는 생물학적 활동을 일컫는 말이다. 우리의 존재를 지배하는 모든 생물학적 요소들의 상승작용과 조화, 상호연결성에 대한 가장 훌륭한 증거는, 24시간이 3주기로 나뉘어 생명의 기본적인 3가지 활동을 정확히 나타낸다는 것이다.

그중 8시간은 영양섭취에 할당되는 것으로 이를 섭취주기라고 한다. 정오 12시부터 저녁 8시까지 지속되며 인체가 음식을 받아들이는 최적의 상태로 준비된 때이다. 신진대사와 영양소의 추출이 활발히 일어나는 때를 대사주기라고 하며, 저녁 8시부터 새벽 4시까지를 일컫는다. 마지막으로 노폐물 제거가 가장 활발히 일어나는 배출주기는 새벽 4시부터 정오인 12시까지다.

이렇게 생각하면 아주 간단하다. 우리는 음식을 먹고(섭취), 그 음식물로부터 필요한 것을 추출하고(대사), 그리고 남은 것을 제거한다(배출). 이들 주기 가운데서 관절염, 근육통, 루푸스, 만성피로증후군의 원인인 독소제거와 관련해 가장 관심을 가져야 하는 것은 배출주기다. 따라서 관절염 등의 문제를 극복하려면 배출주기를 효율화하기 위해서 취할 수 있는 조치는 어떤 것이라도 장려되어야 한다. 그리고 배출주기를 방해하는 어떤 습관도 당장 중단되어야 한다.

내용을 진행하기에 앞서 혼동을 막기 위해 2가지 사항을 분명히 하고 싶다. 첫째, 노폐물 제거는 단지 창자의 운동만을 말하는 것이 아니라는 점이다. 장 운동이 신체로부터 노폐물을 제거하는 가장 중요한 과정임엔 분명하지만, 실제로 배출이라는 것은 100조 개에 달하는 체내의 모든 세포에서 생산하는 노폐물의 수거와도 관련이 있는 것이다. 이 노폐물의 일부는 의심할 바 없이 장을 통해 제거된다. 하지만 노폐물은 방광과 피부, 그리고 호흡을 통해서도 배출이 된다.

두 번째, 배출기간이 새벽 4시부터 정오 12시까지라는 말이 새벽 4시 정각에 시작해서 12시 종이 땡 칠 때까지 모든 배출을 끝내고 그 후로는 배출활동을 하지 말라는 말이 아니다. 노폐물 제거작업은 모든 생물에게 매우 중요한 것이기 때문에, 배출활동은 언제나 지속된다. 단지 새벽 4시부터 정오 12시까지 그 활동력이 가장 왕성하다는 것뿐이다.

이것은 매우 단순한 방정식이다. 인체의 모든 활동은 에너지를 필요로 한다. 그리고 우리 몸이 매일 사용할 수 있는 에너지는 한정되어 있다. 따라서 에너지를 사용하는 활동이 많을수록 각 활동에 배당되는 에너지는 적어지게 된다. 이것은 세금을 내기 위해 은행에 예금했던 돈을 찾아 쓰는 것에 비유할 수 있다. 청구 금액보다 은행 예치금이 많으면 아무런 문제가 없다. 하지만 청구 금액보다 예치금이 적을 경우, 그만큼 낼 수 없는 세금의 종류는 많아지게 될 것이다.

배출활동을 높이는 또 다른 중요한 방법이 있다. 그것은 다른 어떤 것보다도 에너지를 많이 필요로 하는 소화과정을 쉬게 하는 것이다. 위에서 소화가 진행되지 않으면 배출과정에는 보다 많은 에너지가 사용될 수 있다. 그러나 우리가 무언가를 먹으면 그 음식물이 위에 들어서는 것과 동시에 배출활동에 사용되었던 상당량의 에너지가 소화활동에 전용된다.

사람들은 파블로프의 개처럼 아침에 일어나면 '든든한 아침식사'를 하도록 훈련받았다. 그러나 그것이 과연 신체 건강에 합당한 처사일까? 예를 들어 여러분이 아침 7시나 8시에 일어나서 아침식사를 한다고 하자. 이때는 배출주기(새벽4시부터 정오까지)의 정 가운데 시간으로 배출활동이 최고조에 달해 있을 때다. 이 시간대에 소화활동을 시작한다는 것은 이제 막 빠져나오려는 체내 독극물을 억지로 다시 몸 속에 집어넣는 것과 같다.

　내가 여러분에게 권장하려는 2가지 변화 중 첫 번째는 아침에 일어나서 적어도 낮 12시까지는 위의 소화활동을 요구하는 음식은 그 어떤 것도 먹지 말라는 것이다. 일반적인 아침식사를 하는 사람들에게 이것은 확실히 큰 부담이 될 것이다. 하지만 아침식사로 아무것도 먹지 말라는 것은 아니다. 위에 소화부담을 주는 것들을 먹지 말라는 말이다.

　여러분은 "하루의 에너지를 위해 충분하고 든든한 아침식사를 해야 한다"라는 말을 들어본 적이 있을 것이다. 그러나 그 말은 '알지 못하는' 사람들이나, 스스로 알고 있다고 착각하는 영양사들이 보통 하는 말이다. 그것이 얼마나 우스꽝스럽고 터무니없는 말인지 아는가? 우리는 식사 후 원기충만함을 느끼지 않는다. 오히려 피곤함을 느낀다. 식사량이 크면 클수록 더욱 피곤해진다. 왜냐하면 음식물을 소화하기 위해서는 에너지를, 그것도 상당량의 에너지를 필요로 하기 때문이다. 이것은 자명한 이치다. 음식을 먹고 피곤함을 느끼는지 아닌지를 알기 위해 여러분은 과학자일 필요도 없고 과학적 연구를 할 필요도 없다.

　음식물을 에너지로 전환하는 데는 적어도 몇 시간이 걸린다. 그리고 신체의 다른 모든 활동과 마찬가지로 이 과정 또한 에너지를 필요로 한다(에너지를 만드는 데 에너지가 필요하다니 너무 역설적인가?). 따라서 하루에 사용될 대부분의 에너지는 신체 활동이 가장 저조할 때 축적된다. 신체 활동이 가장 저조할 때란? 그렇다, 바로 우리가 잠자고 있는 동안이다. 온전한 에너지를 가지고 아침에 일어나서 그중 많은 에너지를 다시 식사로 소비하다니, 과연 이성적인 행동인가? 아침에 식사를 하는 것으로는 절대 에너지를 얻지 못한다. 오히려 에너지를 소비한다. 몇 잔의 커피로도 해소되지 않는 오전 내내 느끼는 원기부족에 대해서 여러분은 어떻게 생각하는가?

내가 차에 기름이 없어서 기름 탱크를 채우기 위해 동네를 열 바퀴나 돌았다고 한다면 여러분은 틀림없이 내 정신을 의심할 것이다. 하지만 하얀 가운을 입은 일부 사이비 과학자들이 그보다 더 터무니없는 소리를 하는 것은 진지하게 받아들인다.

여러분 중에는 식사 후 당장은 아니라도 시간이 흐르면 아침식사로부터 에너지를 얻을 수 있다고 생각하는 사람도 있을 것이다. 일리가 있어 보인다. 그리고 일부 영양사들도 그렇게 말해주고 있다. 하지만 이것 또한 잘못된 생각이다. 여러분이 아침에 일어나서 매우 일반적인 아침식사를 한다고 하자. 그 음식물은 에너지로 변환되기 전까지 위에서 최소한 3시간 동안 머문다. 그 과정이 채 끝나기 전에 벌써 점심시간이다. 또 다른 음식물이 위에 들어와 3시간을 머물다가 창자로 옮겨간다. 그리고 음식물을 에너지로 다 변환시키기도 전에 저녁식사 시간이 된다.

시간이 지날수록 여러분의 원기는 더욱 충만해지는가? 오히려 그 반대다. 밤에 잠자리에 드는 것은 피곤해서이지 튕기는 공처럼 에너지가 충만해서는 아니다. 잠들어 있는 동안 여러분의 몸은 비로소 에너지를 축적할 기회를 갖는 것이다. 에너지를 얻기 위해 든든한 아침식사를 해야 한다는 것은 대기업들이 조장한 허튼소리에 불과하다.

물론 한 가지 예외는 있다. 그것은 아침식사가 소화 에너지를 필요로 하지 않고 따라서 배출주기를 방해하지 않는 세상에 존재하는 단 한 가지 종류의 음식으로 아침식사를 할 때다. 이것은 비교적 빨리 위를 지나가고 1시간 내에 창자에서 이용될 수 있는 에너지로 전환된다. 이것은 무엇일까? 바로 과일이다. 과일은 다른 음식물과는 달리 그 종류에 상관없이 위에서 소화를 요하지 않는다.

다시 한번 정리하자면 이렇다. 아침에 일어나서 12시까지는 과일 외에 다른 어떤 것도 먹지 않는다. 토스트 한입도 밥 한 숟갈도 먹지 않는다. 과일이나 과일샐러드, 과일주스, 과일스무디 외에는 아무것도 먹지 않는다. 이런 것들은 먹고 싶은 만큼 먹어도 좋다. 어떤 사람은 오렌지주스 한 잔과 바나나 한 개를 먹고 점심시간까지 버틸 수 있다. 또 어떤 사람은 한 시간마다 포도나 사과를 먹고 싶어 할지도 모른다. 문제 될 게 없다. 점심시간이 될 때까지 얼마든지 먹고 싶은 만큼 먹을 수 있다. 그러나 명심해야 할 것은 반드시 신선하고 가공처리되지 않은 것을 먹어야 한다는 것이며, 그렇지 않으면 목적은 실패하고 만다.

나는 《건강한 생활》의 성공과 인기에 힘입어 수년 동안 기억할 수 없을 정도로 각종 매체와 인터뷰를 해왔다. 그때마다 많이 받았던 질문 중 하나는 오랜 기간 다이어트와 영양학에 대해 공부하면서 알게 된 가장 중요한 원리가 무엇인가 하는 것이었다. 이 질문처럼 쉽게 대답한 것도 없었을 것이다. 정오까지 오로지 과일만 먹는다는 원리는 내가 35년 동안 공부해서 얻은 가장 중요한 지식이다. 그리고 나는 그 중요성을 알게 된 것에 대해 매일 신에게 감사하고 있다. 나는 몹시 쇠약하고 고통스러운 상태에서 회복하게 된 것이 다른 어떤 것보다 매일 아침부터 12시까지 오직 과일만 먹었기 때문이라는 것을 잘 알고 있다. 그리고 그것은 내가 고엽제 중독으로 인한 어려움에도 불구하고 오늘날 건강하게 살 수 있게 해준 초석이기도 하다.

만약 여러분이 이 책에서 다른 것은 모두 배제하고 한 가지만 취하고 싶다면 12시까지 과일만을 먹어서 배출주기가 방해받지 않도록 하는 방법을 택하라. 아무것도 하지 않고 그 방법만 실천한다 하더라도 지금 여러분이 앓고 있는 관절염, 근육통, 루푸스, 만성피로증후군은 호전될 것이다.

나는 《건강한 생활》로 효과를 본 사람들로부터 5십만 통 이상의 편지를 받아보았다. 정오까지 과일만 먹은 사람들이 효과를 본 내용만 담아도 한 권 이상의 책을 만들 수가 있다. 정확히 말하자면 정오까지 과일만 먹은 긍정적인 효과에 관한 내용이 다른 모든 내용을 합친 것보다 더 많았다. 아직도 많은 사람들이 편지나 팩스, 이메일을 통해 나에게 말한다. 그들은 무슨 일이 있어도 정오까지 과일만 먹는 것을 지키는데, 이 방법이 그들의 삶을 바꿔놓았기 때문이라고 말이다. 또한 그들은 더욱 왕성해진 에너지와 고통과 질병이 줄어든 것을 느끼며, 따라서 그 방법이 건강한 삶을 얻고 유지하는 데 중요한 동지라는 것을 깨달았다고 말한다. 어떤 사람들은 내 앞에서 자신의 성공담을 털어놓으며 눈물을 흘리기기도 했다.

여러분들도 내일부터 아침에 일어나서 12시까지 과일만 먹어보라. 다른 어떤 변화도 주지 말고 일주일간만 시도해보면 어떤 변화가 생길 것이다. 그리고 8번째 날부터는 일주일 전의 식사습관으로 돌아가보라. 이때 8번째 날이 주말이 되도록 날짜를 조절하는 것이 좋다. 여러분에게는 휴식이 필요할 테니까. 여러분의 몸은 분명하고 기분 좋은 변화를 느낄 것이 틀림없다. 정오까지 과일만을 먹는 기간이 길어지면 길어질수록 그 과정은 점차 쉬워지고 자연스러워진다. 배출활동이 아무런 방해도 받지 않고 생리학적인 몸의 주기와 일치되기 때문에 몸 전체가 정오까지 과일을 먹는 습관에 적응하게 되는 것이다. 여러분은 곧 과일이 아닌 다른 무거운 음식으로 아침식사를 한다는 것 자체를 불쾌하게 느낄 것이다. 여러분이 갖고 있던 질병이나 고통이 해결되었다고 해서 정오까지 과일만 먹던 습관을 버리고 다시 옛날 식습관으로 돌아가서는 안 된다. 그것은 평생 동안의 약속이다. 물론 때때로 과일이 아닌 다른 음식으로 아침식사를 할 수도 있다. 중요한 것은 대부분의 아침식사를 어떻게 하느냐다. 어쩌다 한 번씩 하는 풍성한 아침식사가 크게 해를 끼치는 것은 아니다. 물론 든든하게 아침식사를 한 날에 느끼는 현저한 에너지 부족을 제외하면 그렇다는 것이다. 그런 날에는 풍성한 아침식사를 즐기고, 죄의식을 느끼거나 자신을 나무라서는 안 된다. 식사 후의 거북함 때문이라도 지속적으로 그렇게 하지는 못할 것이기 때문이다. 어떤 대가를 치르더라도 지켜야만 하는 절대적인 규칙이 없다는 것이 이 식사법의 핵심이다. 하지만 반드시 지켜야 하는 한 가지가 있다. 모노다이어트를 하는 처음 6개월 동안에는 아침에 오직 과일만 먹는다는 것이다.

과일을 먹는 방법에 대한 아주 귀중한 힌트를 몇 가지 주겠다. 우리는 과일이 위에서 소화를 필요로 하지 않는 유일한 음식이라는 것을 알았다. 그런 이유 때문에 (과일주스와 과일스무디를 포함한)과일은 빈속에 따로 먹어야 하며, 다른 음식과 함께 먹거나 다른 음식을 먹은 직후에 먹어서도 안 된다. 많은 사람들은 과일을 배부르게 식사를 하고 나서 먹는 후식쯤으로 생각하지만, 과일을 위에 머물러 있어야 하는 다른 음식들과 함께 먹거나 그 직후에 먹으면 나쁜 일들이 발생한다.

체내 혈류는 약알칼리성이고 건강을 유지하기 위해서는 그 상태를 유지해야 한다. 식사가 산성일수록 문제는 커진다. 과일은 알칼리성이고 인체의 산성 - 알칼리성의 pH 균형을 유지하는 도구다. 과일이 다른 음식과 함께 위에서 섞이면 알칼리성인 과일은 즉시 산성으로 바뀐다. 이것은 위궤양을 비롯한 각종 위장병의 원인이 되고 위장 내의 모든 음식물을 부패하게 한다.

어떤 사람들은 멜론이나 딸기, 오렌지를 먹을 수 없다고 불평한다. 이것들은 식후에 먹으면 발효되어 산성으로 변해 위장병의 원인이 된다. 그래서 사람들은 모든 과일들을 싸잡아 비난한다. 그러나 제대로만 먹으면, 즉 다른 음식물을 먹기 전에 과일을 먹으면 그것들은 아무런 문제 없이 위를 통과한다. 과일을 먹은 후 통증과 불쾌감을 경험했다면 빈속에 과일만 따로 먹어보라. 그러면 그 차이를 바로 느끼게 될 것이다.

많은 사람들은 잘 알지도 못하면서 오렌지, 자몽, 파인애플과 같은 '산성 과일'이라 불리는 것들을 먹지 않는다. 이 과일들을 먹거나 주스로 만들어 마신 후에는 반드시 위가 아프다는 것이다. 하지만 이 '산성 과일'이라는 분류는 식물학적 분류에 불과하다. 모든 과일은 열을 가하거나, 다른 음식과 함께 먹거나, 식후에 먹거나, 가공처리하여 주스로 만들지만 않으면 체내에서 알칼리성을 유지한다. 가공처리한 오렌지주스를 마시는 것보다는 맹물을 마시거나 차라리 아무것도 마시지 않는 것이 더 낫다. 하지만 대부분 사람들이 그런 오렌지주스를 마신다.

주스에 관한 이야기가 나온 김에 한 가지 알려줄 것이 있다. 주스는 천천히 마셔야지 결코 꿀꺽꿀꺽 들이켜서는 안 된다. 주스를 마실 때는 천천히 마셔야 한다. 한 번에 한 모금씩 마셔서 침과 혼합시킨 다음 삼켜야 위에 부담을 주지 않는다. 주스는 항상 천천히 마셔라.

과일을 제대로 먹어서 얻는 첫 번째 혜택은 과일이 생산해내는 에너지라고 할 수 있다. 인간의 뇌가 연료로 태울 수 있는 것은 오직 글루코즈라는 당뿐이다. 뇌는 단백질을 직접 태울 수도 없으며 지방이나 녹말도 직접 태울 수가 없다. 섭취한 것은 모두 이용되기 전에 글루코즈로 변해야 한다. 물론 인체는 단백질과 지방을 글루코즈로 변화시킬 수 있지만 탄수화물을 글루코즈로 변화시킬 때보다 훨씬 복잡하고 많은 에너지를 필요로 한다. 그러나 과일의 성분인 당(과당)은 모유를 제외한 다른 모든 음식물보다 더 빨리 훨씬 쉽게 글루코즈로 변한다. 제대로 먹은 과일은 한 시간도 안 되는 짧은 시간 동안 뇌에 쓰일 수 있는 에너지로 변해 피 속에 있게 된다. 그러나 다른 것들은 과일의 네다섯 배나 오래 걸린다. 아침에 일어나서 정오까지 과일만 먹는 수많은 사람들이 보다 왕성한 에너지를 느낀다고 말하는 이유가 여기 있다.

언급했다시피 과일을 많이 먹으면 혈당치가 증가한다고 우려하는 사람들이 있다. 그러나 과일은 제대로만 먹으면 혈당치 안정에 도움이 된다. 혈당치를 위협하는 것은 우리 식단을 지배하는 정제되고 가공된 설탕이다. 설탕은 가장 확실한 우리들의 적이다. 신선하고 좋은 과일을 적절히 먹는다면 혈당치와 관련된 문제는 아무것도 일어나지 않는다.

이것은 당뇨의 원인이 된다거나 당뇨의 악화에 기여한다는 과당에 대해서도 똑같이 적용된다. 대다수의 사람들이 잘못 알고 있는 것이 있다. 당뇨는 당의 과소비에 기인하는 것이 아니라는 점이다. 당뇨는 인슐린을 파괴하는 지방의 과소비에 기인한다. 그러나 불행하게도 사람들은 문제의 원인이 당이라는 완전히 잘못된 결론을 내리고 있다. 지난 몇 년간 심장병과 암 외에도 당뇨 발병률이 엄청나게 증가한 이유가 많은 사람들이 고단백질 다이어트에 현혹된 때문이라는 사실은 결코 놀 랄만한 일이 아니다.

나는 당뇨가 있는 사람들에게 다음과 같은 사실을 알려주고 싶다. 인류에게 발생할 수 있는 모든 질병 중 당뇨는 수많은 변수가 작용하기 때문에 가장 골치 아프고 고치기 힘든 병이다. 당뇨가 있는 사람들 중에는 과일을 먹는 것을 포함한 《건강한 생활》의 지침을 따라서 좋은 효과를 본 사람들이 있는가 하면 그렇지 못한 사람도 있다. 나도 그 이유에 대한 정확한 답을 알고 싶다. 다만 말해줄 수 있는 것은 내가 권하는 방법들을 따라하되 자신의 상태를 항상 주시하여 여러분이 어떤 범주에 속하는지 알아내야 한다는 것이다.

그럼에도 변함없는 사실은 제대로 먹기만 한다면 과일이 다른 어떤 음식보다 영양소와 에너지를 충분하고 완벽하게 제공한다는 것이다. 그렇다면 마치 뒤늦게야 생각났다는 듯이 과일을 식단표의 맨 나중에 포함시키고 장식으로만 사용한다는 것이 이상하지 않은가?

어떤 사람들은 사탕에서 나온 것이든 신선한 복숭아에서 나온 것이든 모든 당이 똑같을 것이라고 생각한다. 그 같은 무지 때문에 사람들은 과일을 많이 먹으면 뚱뚱해질 거라는 생각으로 두려워하고 있다. 물론 과일이 비만과 관련이 있을 수도 있다. 그러나 그것은 과일을 잘못된 방법으로 먹을 때, 달리 말하면 과일에 열을 가하거나 다른 음식과 함께 혹은 다른 음식을 먹은 직후에 먹을 때만 적용된다. 과일을 옳게 먹으면 살이 찌지 않을 뿐더러 오히려 살을 빼는 데 도움을 준다.

어리석은 사람들을 위해 다시 한번 강조한다. 12시까지 과일만 먹어야 한다는 것은 12시가 지나자마자 과일이 아닌 다른 음식을 먹어야 한다는 말이 아니다. '정오까지 과일'이라는 말은 '최소한 정오까지는 과일만'이라는 의미다. 만약 배가 고프지 않거나 혹은 저녁시간까지 계속 과일만 먹고 싶다면 그렇게 해도 전혀 상관없다. 어떨 때는 과일은커녕 다른 어떤 것도 먹고 싶지 않을 때가 있다. 혹은 낮이나 밤에 스낵으로 과일을 먹고 싶을 때도 있을 것이다. 그래도 괜찮다. 하지만 마음에 새겨두어야 할 사항이 하나 있다. 과일은 다른 음식을 먹기 20분에서 30분 전에 먹어야 하고, 일단 과일이 아닌 다른 음식을 먹었다면 최소한 3시간은 지나고 나서 과일을 먹어야 한다는 것이다. 점심식사나 저녁식사를 한 후에 과일이나 과일주스가 먹고 싶다면 3시간만 있다가 먹도록 하라. 말린 바나나나 건포도, 마른 대추와 같은 것들은 (사과, 오렌지, 포도, 참외 등과 같이)수분이 많은 과일보다 영양분이 더 농축되어 있다. 낮 12시까지 그것들만 먹어도 포만감을 느낄 수 있을 것이다.

마지막으로 나는 여러분에게 정오까지 과일만 먹는 방법을 딱 7일만 해보라고 권하고 싶다. 처음 이삼일 동안은 언짢은 기분을 느낄 수도 있다. 배가 꽉 찬 듯 느껴지거나 기운이 나른하거나 명확한 이유 없이 신경이 날카로워지거나 심지어는 약간의 설사기를 느낄 수도 있다. 물론 대부분의 사람들은 이런 변화를 경험하지 않는다. 만약 그런 불쾌한 느낌을 경험하기 시작했다면 인체가 갑자기 많은 에너지를 발견하여 세척작업에 들어갔다고 이해하면 될 것이다. 그 일은 필요한 작업이고 유익한 것이다.

이제부터 말할 것은 고기와 감자에 관련된 것이며, 섭취주기인 낮 12시부터 저녁 8시까지 어떻게 먹느냐에 관한 것이다. 아침식사 문제는 이미 해결되었으므로 지금부터는 점심과 저녁식사에 관해 다룰 것이다. 우리의 목적은 소화과정에 사용되는 에너지를 저축하여 임파계통이 체내 노폐물을 정기적으로 청소하는 것을 돕는 것이다. 이렇게 하면 독소가 연결조직에 쌓이는 것을 방지한다. 그것은 특정 음식물을 섞어먹지 않음으로써 이룰 수 있는데, 이를 두고 적절한 음식 배합이라고 부르기도 한다.

나는《건강한 생활》에서도 적절한 음식배합의 원칙을 고수해야 한다고 누누히 강조하였다. 그 책의 인기가 커질수록 영양학을 공부해본 적이 없는 사람들과 그들의 동조자인 영양사들의 불만도 함께 커졌다. 그리고 ‘적절한 음식배합’은 커다란 논쟁의 대상이 되었다. 재미있는 것은 음식을 적절히 배합하여 건강이 극적으로 좋아진 사람들이 아니라 적절한 음식배합이 쓸모없다는 것을 ‘알고 있는’ 전문가들 사이에서 그 논쟁이 일어났다는 것이다.

나 또한 25세가 될 때까지는 음식배합에 대해서 들어본 적도 배운 적도 없었다. 반면 아주 잘 알고 있던 것들은 애스퍼검 *Aspergum*, 마그네시아유(Milk of Magnesia), 펩토비스몰 *Pepto-Bismol*, 그리고 3살 때부터 하루도 빠짐없이 복용했던 수많은 위장약들이었다. 그 22년 동안 나는 지독한 위통으로부터 편할 날이 단 하루도 없었다. 약은 내 생활의 일부분이었다. 의사들은 내 ‘위장이 예민’하므로 그 역겨운 분필가루액과 같은 약을 지속적으로 빨아대야 하며 그런 삶에 익숙해져야 한다고 말해주곤 했었다.

그러던 1970년 나는 허버트 M. 셸턴 *Herbert M. Shelton*의 저서를 접하게 되었다. 지금 생각해보면 그것은 하늘이 내려준 축복이었다. 이 비범한 사람은 어떤 찬사의 말로도 이루 다 표현할 수가 없을 것이다.

하지만 선각자라는 말이 허버트 셸턴과 같은 사람을 위해 만들어졌다는 것만은 확실하다. 셸턴 박사는 천재적인 역량으로 치료술과 관련된 여러 분야에서 6개의 박사학위와 여러 개의 다른 학위를 획득하였다. 그는 40개가 넘는 책을 저술했고 31년 동안 월간지를 쓰고 발행했다. 그리고 40년 남짓 텍사스 주 성 안토니오*San Antonio*의 보건학교와 건강센터의 관리자로 있으면서 5만 명이 넘는 사람들의 단식과 식단을 직접 관리하고 감독하였다. 셸턴 박사는 특유의 추진력으로 150년에 걸쳐 이루어진 자연위생에 관한 연구와 저술들을 '치유'라는 일관성 있고 과학적인 체제로 통합시켰다.

그의 책들은 매우 혁신적이고 시대를 앞선 것이어서, 그가 인류에 공헌한 것을 의료계가 깨닫기까지는 앞으로 최소한 50년 이상이 걸릴 수도 있다. 그는 60년에 걸쳐 인간의 소화영역이 어떻게 작동하는지를 연구했다. 이 분야에 대해 그처럼 광대한 지식을 가진 사람은 아무도 없다. 그는 적절히 배합한 음식물이 인체에 주는 유익함에 대해 잘 알고 있었고, 어떤 의구심도 불식시킬 만큼 그것을 훌륭하게 증명해내었다.

1970년 내가 접한 그의 저서 또한 적절한 음식배합을 논의한 것이었다. 그 책을 읽은 후로 내 생활은 180도 달라졌다. 셸턴 박사는 그 책을 통해 특히 민감한 사람들에게는 잘못 배합된 식단이 치명적일 수 있다고 설명했다. 그러나 그들은 아주 오랫동안 위장장애와 소화불량으로 고통을 겪으면서도 이유가 무엇인지 전혀 알지 못한다. 그리고는 고통을 완화하기 위해 비위에 맞지 않는 약을 들이 삼키는 것으로 모든 노력에 종지부를 찍는다는 것이었다.

처음에는 셸턴 박사가 말하는 음식의 적절한 배합이 나에게 매우 이상한 것으로 여겨졌다. 내 식습관과는 정반대였기 때문이다. 하지만 나는 당시 내 위 속에 영구적으로 기생하는 뜨거운 쇠꼬챙이를 제거할 수만 있다면 그 무엇도 시도해볼 의향이 있었다.

기적이 일어날 수 있다는 것을 내게 말해준 사람은 아무도 없었다. 그 책의 지시대로 따른 지 며칠 후 나는 마치 기적처럼 위통에서 벗어났으며 그 후로 단 한 번도 위통 때문에 고생하지 않았다. 20년 넘도록 끝없이 나를 괴롭히던 그 통증이 사라진 것이다. 그것도 점차적으로 사라진 것이 아니라 마치 어딘가에 있는 커다란 스위치를 내린 것처럼 순간적으로 멈추었다. 그런 경험 때문에 나는 적절한 음식배합이 과학적이지 못하다는 식으로 비판하는 일부 의사들이나 제대로 교육을 받지 못한 영양사들에게 절대로 관대해질 수 없다. 어쩌면 그들의 조상은 지동설을 주장하는 갈릴레이가 제정신이 아니라는 것을 '알았고', 따라서 그를 감옥에 처넣었던 사람들인지도 모를 일이다.

이상한 일이지만 사람들은 식단을 바꿔야 한다는 것을 지나치게 복잡하게 생각하는 경향이 있다. 아마도 그들은 합당하고 효과적인 식단이 결코 단순할 리 없다고 확신하는 것 같다. 잘못된 생각이다. 얼마든지 단순할 수 있다. 물론 적절한 음식배합에 대한 설명은 기존의 식습관에 익숙한 사람들에게 혼동을 줄 수도 있다. 오늘날 그 주제에 관해 서로 다른 주장을 펼치는 책들이 수십 권이나 되기 때문이다. 나는 내가 1970년 접했던 책이 그런 책들이 아니어서 참으로 다행이라 생각한다. 그렇지 않았다면 나는 지금 여러분을 위해 이렇게 책을 쓰고 있지도 못했을 것이다.

지금부터 나는 가장 단순한 형태의 '적절한 음식배합'에 대해 설명하고자 한다. 관절염, 근육통, 루푸스, 만성피로증후군이나 다른 질병을 극복하기 위해서 가장 중요한 것은 임파계통이 이용할 수 있는 에너지가 반드시 있어야 한다는 것이다. 에너지가 없으면 다른 어떤 변화도 없으며 어떠한 진전도 이루어지지 않는다. 소화계통이 수행해야 할 일이 적을수록 체내에는 더 많은 에너지가 남게 된다. 이것은 매우 단순한 논리다. 음식물만 적절히 배합하면 그 목적을 달성할 수 있으며 이것은 짧은 기간만 지나도 증명될 수 있다.

과일 이외에 우리가 먹는 음식에는 2종류가 있다. 복합음식과 단순음식. 복합음식에는 단백질(육류, 조류, 생선, 달걀, 유제품)과 탄수화물(빵, 국수, 감자와 모든 곡류)이 있다. 단순음식은 야채와 샐러드다. 복합음식(단백질과 탄수화물)은 단순음식(야채와 샐러드)보다 훨씬 더 많은 소화에너지를 요한다. 따라서 서로 다른 2가지 종류의 복합음식을 같이 먹지 않는 대신, 한 가지 형태의 복합음식(단백질이나 탄수화물 중 하나)을 단순음식인 야채나 샐러드와 함께 먹어야 한다는 것이다. 이것이 요지다.

단백질과 탄수화물은 함께 먹지 않는 것이 최상인데, 그것은 이들이 서로 다른 소화액을 요하기 때문이다. 단백질을 분해하는 데 사용되는 소화액은 산성이다. 그에 반해 탄수화물을 분해하는 데 사용되는 소화액은 알칼리성이다. 화학에 대해 조금이라도 상식이 있는 사람이라면 산성과 알칼리가 섞이면 서로 중화된다는 사실을 잘 알 것이다. 위 속에서 그런 일이 발생하면 당연히 소화속도가 느려지고 소화기간은 연장될 수밖에 없다. 이것은 우리가 반드시 피해야 하는 상황이다. 우리가 원하는 것은 효율적인 소화작용이라는 것을 잊지 말라.

　구체적인 예를 들어보겠다. 스테이크가 먹고 싶다고 치자. 스테이크는 단백질이기 때문에 감자나 빵 같은 탄수화물과 함께 먹지 말아야 한다. 대신 좋아하는 야채요리를 먹는 것이 좋다. 구운 생선이나 통닭, 혹은 양고기를 먹을 때도 마찬가지다. 이들 단백질은 탄수화물과 함께 먹는 대신 야채와 샐러드를 곁들인다.

　이번에는 탄수화물이 먹고 싶다고 하자. 여러분은 구운 야채와 파스타를 섞어 넣은 것을 한 사발 먹을 수 있다. 마늘빵을 함께 먹을 수도 있는데 파스타와 마늘빵은 모두 탄수화물이기 때문이다. 그리고 물론 이것들은 샐러드와 함께한다.

　만약 구운 감자를 먹고 싶다면 야채나 속을 채운 버섯과 샐러드를 함께해보라. 아주 맛좋고 만족스러운 식사가 될 것이다. 구운 감자에 무언가를 발라 먹고 싶다면 마가린 보다는 버터를 발라라. 마가린은 인공 지방에 불과하다. 감자나 다른 야채, 토스트 같은 음식에 버터를 바르고 싶으면 그렇게 해도 좋다.

　이처럼 내가 제시하는 방법은 허기를 참아야 하거나 좋아하는 음식을 먹지 못하는 것이 아니다. 여러분은 아주 잘 먹을 수 있다. 단지 매 식사마다 좋아하는 것들을 한꺼번에 먹지 않으면 된다. 한 끼 식사에는 단백질과 야채, 샐러드를 먹고 다른 한 끼에는 탄수화물, 야채, 샐러드를 먹는다. 이때 샐러드는 익히지 않아야 하며, 따라서 완전히 살아 있는 음식을 말한다.

　단백질과 탄수화물을 분리하는 것이 중요한 만큼 이것들과 샐러드를 함께 먹는 것 역시 똑같이 중요하다. 우리의 목적 중 하나는 식사의 절반을 살아 있는 음식으로 채우는 것임을 기억하라. 샐러드는 살아 있는 음식이다. 따라서 익힌 음식들을 먹기 위해 이것을 건너뛰지 마라. 그리고 점심에 샐러드를 먹었다고 해서 저녁에는 샐러드를 먹을 수 없다는 생각은 하지 마라. 나는 많은 사람들이 샐러드를 먹겠냐는 질문에 "아니 됐어요. 아까 샐러드를 먹었거든요"라고 대답하는 것에 놀라곤 한다. 스테이크를 들겠냐는 질문에 "됐어요. 점심 때 이미 고기를 먹었거든요"라는 말은 들어본 적이 없다. 과일 외의 샐러드는 우리 몸이 항상 갈망하는 살아 있는 음식이다. 그것을 먹지 않아야 되는 이유를 찾지 마라. 그것들을 더 많이 먹을 수 있는 방법을 찾아내라.

그러나 알다시피 갈망이란 것은 그렇게 쉽사리 우리를 놓아주지 않는다. 그것이 인생이다. 여러분은 햄버거나 피자, 우유나 참치 샌드위치, 햄과 치즈, 스파게티와 동그랑땡과 같은 음식들이 먹고 싶을 것이다. 어쩌다 그런 것이 먹고 싶다면 그렇게 하고 그것을 즐겨라. 그런다고 세상이 끝나는 것은 아니다. 그리고 다음 단계로 넘어가면 된다. 지나치게 갈망을 억제하고 '적절한 음식배합'만을 고수하다 보면 결국 좌절감을 느끼고 옛날의 식사방법으로 완전히 되돌아가게 될 것이다.

단 그럴 때 부정적인 효과를 최소한으로 줄이기 위해 여러분이 반드시 알아야 할 일이 있다. 점심식사로 잘못 배합된 음식을 먹었다면 저녁에는 같은 내용을 반복하지 말라는 것이다. 저녁식사 때는 소화영역에 지나치게 부담을 주는 음식을 먹지 않도록 하라. 사실 잘못 배합된 음식으로 받는 부정적 효과를 최소한으로 줄이기 위해서는 적어도 이틀 동안은 같은 종류의 식사를 반복하지 말아야 한다. 이렇게 스스로 자신의 신체와 협동체제로 일을 한다면 어쩌다 한 번씩 잘못 배합된 음식을 먹어도 해가 되지 않을 것이다.

난 샌드위치를 좋아한다. 일반적인 샌드위치에는 항상 햄이나 치즈, 혹은 그 둘이 모두 들어가 있다. 그래서 나는 야채 샌드위치를 좋아하게 되었다. 가끔 통밀가루 빵에 마요네즈를 바르고 간단하게 상추와 토마토, 오이를 넣어 만든 샌드위치를 먹는다. 혹은 통밀가루 빵에 약간의 마요네즈를 발라서 아보카드와 상추, 토마토를 넣어서 만든 샌드위치를 먹기도 한다. 이렇게 샌드위치에 대한 내 욕구를 해결한다. 여러분도 얼마든지 창의력을 발휘할 수 있다.

그러나 무엇보다 지켜야 할 점이 있다. 모노다이어트를 하는 6개월 동안은 특히 그렇다. 때때로 잘못 배합된 음식을 꼭 먹어야 한다면, 당장 그것을 먹어야만 살 것 같다면 그렇게 하라. 하지만 가급적이면 그런 상황을 만들지 않도록 노력하라. 그 6개월은 그 어느 때보다도 중요한 시기다. 현실을 직시하자. 관절염, 근육통, 루푸스, 만성피로증후군은 미미한 문제가 아니다. 그것들은 잘 알다시피 생명을 앗아갈 수도 있을 만큼 충분히 파괴적이다. 나는 지금 바로 그 무시무시한 질병을 극복할 수 있는 합당하고 실행 가능한 방법을 제시하고 있는 것이다.

나는 아침에 일반식 대신 과일을 먹고 또 적절한 배합으로 식사를 하는 것이 과학적이지 않다거나 허튼소리에 불과하다고 말하는 사람들이 있음을 안다. 내 제안이 대부분 ‘전문가’들의 주장과 상반된다는 것도 매우 잘 알고 있다. 하지만 그들의 주장은 오랜 세월 동안 확립된 독단에 바탕을 둔 것이지 검증된 경험에 의한 것이 아니다.

과거 나는 TV나 라디오 프로그램에 출현해서 영양학에 대해서는 아무것도 알지 못하는 의사들과 논쟁을 한 적이 여러 번 있었다. 그들에게 내가 제시한 방법들을 시험해본 적이 있느냐고 물었을 때 그들은 자동인형이라도 된 듯 모두 똑같이 말하곤 했다. "그럴 필요가 없죠. 그 방법은 과학에 근거한 것이 아니니까요" 웹스터 사전을 보면 과학은 '연구를 통해 얻은 지식'으로 정의되고 있다. 과학은 의사들만의 영역이 아니다. 누구라도 연구하고 학습할 수 있다.

7

하늘이 내린 선물, 소화요소

나는 앞에서 매우 중요한 원리들에 대해 말했다. 이들은 관절염, 근육통, 루푸스, 만성피로증후군을 성공적으로 극복하는 데 기초가 되는 2가지 근본원리이다. 첫째는 위장에서 음식물이 효율적으로 소화되는 데 없어서는 안 될 정도로 중요하다. 음식물의 분해로 규명될 수 없는 질병은 거의 없다. 그리고 그 모든 것은 위장에서 출발한다.

둘째는 살아 있는 음식, 즉 효소가 손상되지 않은 음식의 가치는 측정될 수 없을 만큼 중요하다는 것이다. 효소는 모든 생명체의 기본요소다. 효소는 음식을 살아 있게 한다. 위에 들어간 효소는 음식을 소화한다. 살아 있는 음식을 먹으면 그 안에 있는 효소가 나와 소화과정을 촉진시켜 음식물이 위에 머무는 시간을 최소화시킨다. 그러나 익힌 음식, 즉 열에 의해 효소가 파괴된 음식물은 위에 오래 머물게 되므로 더 많은 에너지를 필요로 하며, 결국 많은 질병의 원인이 된다.

과일을 제외한 모든 음식물이 위장에 3시간 정도 머문다고 말한 것을 기억하는가? 그러나 그것조차 가장 이상적인 경우에 한해서다. 어떤 음식을 어떤 배합으로 먹느냐에 따라 그 시간은 2배, 심지어는 3배까지도 늘어난다. 단백질과 전분을 같이 먹으면 효소는 파괴되고 소화액도 중화된다. 그러면 위장 안은 매우 더러워지고 악취로 가득 차게 된다. 효소가 생산되고 중화된 소화액을 대체할 새로운 소화액이 나오길 기다리는 동안 음식물은 부패하기 시작한다. 36도가 넘는 체내에서 시간은 마냥 흘러간다. 단백질은 썩고 전분은 발효되어 각종 소화장애를 불러일으킨다.

누구나 한 번쯤은 토해본 경험이 있을 것이다. 음식을 토해내는 것은 신체 기능의 하나다. 이것은 소화과정이 어떤 이유로든 정체되었을 때 위에서 어떤 일이 벌어지고 있는지를 극명하게 보여준다. 식사한 지 4시간, 5시간, 심지어는 6시간 후에 거북함을 느끼고 구토를 하는 경우가 있다. 어떤 경우에는 새벽에 일어나 화장실로 뛰쳐나가 8시간 전에 먹은 음식을 토해내기도 한다. 음식물을 위에서 소장으로 넘기지 못하고, 그 대신 억지로 몸 밖으로 내보내야 할 때는 몸에 심각한 문제가 생긴 게 분명하다. 그리고 그 원인은 위장 바이러스가 아닌 부패된 음식이다. 구토물의 냄새와 맛이 어땠는가? 생각만으로도 얼굴을 찌푸리는 사람이 있을 것이다. 우리 몸은 신선하고 건강하지 않은 부패되고 역겨운 음식은 토해낸다. 부패된 음식은 아무런 도움도 줄 수 없으므로 더 이상 몸에 해가 되지 않도록 몸 밖으로 쫓겨나는 것이다. 이 과정을 통해 귀중한 에너지가 소모되어 치유과정에 쓰일 에너지마저 바닥나게 된다. 배 속에 있는 모든 음식물을 토해내는 것보다 안 좋은 것은 그 부패된 음식물들이 소장으로 넘어가는 경우다. 불쌍한 소장은 그것을 처리하느라 안간힘을 써야 한다.

음식물이 위장에서 효율적으로 소화되어 소장으로 빨리빨리 넘어가고 그곳에서 필요한 것을 추출하는 데 최소한의 에너지만 소요되는 것이 가장 좋은 경우다. 위장에서 벌어지는 소화활동에 에너지가 불필요하게 소모되지만 않으면 연결조직의 독소를 제거하는 데 상당량의 에너지가 사용될 수 있다. 즉, 효율적인 소화가 관절염, 근육통, 루푸스, 만성피로증후군을 극복하는 직접적인 열쇠란 말이다.

관건은 어떻게 하면 효율적인 소화를 할 수 있느냐는 것이다. 음식물이 위에 필요 이상 오래 머무는 데는 2가지 근본적인 이유가 있다. 첫째, 적합하지 않은 배합으로 소화액이 중화되어 부패한 음식 때문이다. 두 번째, 열을 가해 효소를 빼앗긴 죽은 음식 때문이다. 체내에서 효소를 생산하는 데는 시간이 걸리며, 결국 이것은 에너지를 소모하는 과정이다.

한 때 내가 엄청난 고통에 시달렸던 것은 두 번째 원인 때문이었다. 그 문제를 피하는 유일한 방법은 살아 있는 음식만을 먹는 것이었다. 물론 나도 그렇게 쉽게 익힌 음식을 포기할 수는 없었다. 하지만 살아 있는 음식을 늘리고 익힌 음식을 줄일수록 건강해진다는 것을 알고 있었기 때문에 결국 엄청난 노력 끝에 살아 있는 음식이 내 식사의 주가 되도록 했다. 한 1년 동안은 살아 있는 음식만으로 식사를 한 적도 있었다. 그러면서 나는 날이 갈수록 내 몸이 좋아지는 것을 느꼈다. 하지만 익힌 음식을 실컷 먹는 꿈을 꿀 정도로 나는 그것들이 너무나 먹고 싶었던 것도 사실이다.

오늘날 영양보조식품이 인기 있는 이유는 뭘까? 많은 사람들이 요리를 하면서 잃어버리는 수많은 영양소를 벌충하려고 하기 때문이다. 그러나 아무리 훌륭하게 제조된 영양소라 할지라도 효소가 파괴된 음식이 위장 안에 머무는 것을 막지는 못한다. 따라서 나는 익힌 음식보다 자연 그대로의 음식을 더 많이 먹을 것을 권한다.

내 책의 성공 덕분에 나는 수백 개의 상품에 내 이름이나 《건강한 생활》이라는 이름을 붙일 수 있었다. 당시 수많은 영양보조식품 회사들이 자기네 상품을 선전해달라고 내게 접근해왔다. 어떤 회사는 내 이름만 사용하도록 허락해달라고 하면서 거액의 수표를 제시하기도 했다. 물론 그 돈을 받아 좋은 목적에 쓸 수도 있었겠지만 나는 그 제안들을 모두 거절했다. 내가 발견한 적절한 식사법을 사람들에게 가르치는 데 더 많은 관심이 있었던 것이다.

그리고 나는 그들의 상품들을 후원하고 싶은 마음이 별로 없었다. 왜냐하면 대부분 상품들의 질이 우수하지 않았기 때문이다. 여러분은 시중에서 독성이 없고 효능이 좋은 영양식품을 고를 확률이 고작 2.5%밖에 안 된다는 사실을 알고 있는가?[39] 이 말은 곧 독성이 있거나 효능이 없는 영양상품을 선택할 확률이 97.5%나 된다는 말이다.

나는 고엽제 중독으로 인한 고통 때문에 내 몸에 들어가는 것을 극도로 신중하게 고른다. 조금이라도 독성이 있는 것을 복용하면 생명에 위협을 줄 수도 있기 때문이다. 그러면서 내가 사용하지 않는 영양식품을 다른 사람에게 권한다는 것은 있을 수가 없는 일이다.

물론 좋은 영양식품이 전혀 없다는 것은 아니다. 가끔씩 매우 가치 있는 것들이 나오기도 한다. 그리고 그중 하나를 여러분에게 소개하게 돼서 아주 기쁘다. 그것은 생식물 소화효소(Live Plant Digestive Enzyme)라고 불린다. 전문적인 조사결과, 요리할 때 열로 파괴된 효소의 문제를 극복하는 탁월한 순도와 효과를 가진 상품이라는 것이 밝혀졌다.

사실 효소 영양학에 대한 연구는 반세기 이상 계속되어 왔다. 효소의 신비를 풀어낸 사람은 에드워드 하웰*Edward Howell* 박사로, 그는 효소 문제에 관한 한 전문가 중의 전문가로 인정받고 있다. 1985년에 나온 그의 책《효소 영양학*Enzyme Nutrition*》은 이 주제에 관한 '성서'로 간주된다.

아주 작은 캡슐 형태인 이 생식물 소화효소는 익힌 음식을 먹기 직전에 먹어야 한다. 이것은 요리하는 과정에서 파괴된 효소의 역할을 수행하도록 처방되었다. 음식물이 위장 안에 눌러앉아서 소화에 필요한 효소를 생산해내느라 버둥거리고 제한된 자원을 고갈시키는 대신, 이 소화효소는 위 속에 들어가자마자 바로 소화 작업에 들어간다. 따라서 음식물이 위 속에서 소비하는 시간은 최소한으로 줄게 되며 불필요한 에너지 소모와 관련된 모든 문제를 피할 수 있게 된다. 임파계통이 세척에 사용할 수 있는 에너지를 남겨주는 것도 물론이다. 더욱이 이것은 소화가 방해된 결과로 생기는 각종 소화불량의 문제들을 예방한다.

나는 수년에 걸쳐 가장 우수하고 순도 높은 생식물 소화효소를 찾아다녔다. 그러던 중 평소 친분이 있었던 건강과 운동업계의 최고 관리자들 덕분에 그 노력의 결실을 맺게 되었다. 최고 품질의 소화효소는 일본에서 발견되었다.

나는 1995년 중반부터 이 생식물 소화효소를 복용하기 시작했다. 그냥 익힌 음식을 먹을 때와 효소를 복용한 후 식사했을 때의 느낌은 낮과 밤의 차이처럼 극명했다. 여러분도 그 차이를 느끼고 싶다면 실제로 경험을 해보는 수밖에 없다. 어떤 사람들은 소화효소를 사용한 사람들의 경험담을 과장된 것으로 생각할지도 모른다. 수십 년 동안 식후에 갖는 포만감, 가스, 부담감으로 고생했던 한 여자는 소화효소를 사용하기 시작한 바로 그 날부터 몸의 변화를 느꼈다고 말했다. 마치 마술에라도 걸린 듯이 말이다. 그녀는 식사를 하고도 몸이 그렇게 가벼울 수 있다는 것을 생각조차 해본 적이 없었다고 말했다.

어떤 사람은 소화효소가 먹는 즐거움을 다시 가져다주었다고 말했다. 한동안 그는 그렇게도 좋아하는 피자를 거의 먹지 못했는데, 피자를 먹으면 항상 거북함에 시달렸기 때문이다. 그는 소화효소를 처음 복용하고 피자를 먹은 날, 하루 종일 제산제를 손에 들고서 경련과 고통을 기다렸다고 한다. 그러나 피자를 한 판이나 먹었음에도 아무런 문제도 일어나지 않았고, 그는 마치 성배를 발견한 것과 같은 느낌을 받았다는 것이다. 그만이 아니다. 많은 사람들이 소화효소 복용이 가져다준 다양한 효과들에 대해 찬사를 보냈다.

조사결과에 따르면 근육통으로 진단받은 사람의 60%가 만성적인 소화불량에 시달린다고 한다.[40] 전문가들은 그토록 많은 관절염, 근육통, 루푸스, 만성피로증후군 환자가 소화불량을 호소하는 이유가 아직 밝혀지지 않았다고 말할 것이다. 그러나 거기에는 합당하고 논리적인 이유가 있다. 관절염, 근육통, 루푸스, 만성피로증후군은 독소가 쌓이는 것이 오랫동안 지연되고 무시되어 생긴 결과다. 체내의 여유 에너지는 음식물을 소화하는 것과 독소의 제거에 가장 많이 쓰인다. 이 두 과정은 항상 더 많은 에너지를 사용하기 위해 경쟁한다.

관절염, 근육통, 루푸스, 만성피로증후군 증상이 있다면 독소가 오랫동안 쌓여 건강에 적신호가 생겼다는 의미이므로 독소의 수위를 낮추는 데 많은 에너지가 필요하게 된다. 따라서 인체는 그 에너지를 소화과정에 쓰여야 할 에너지에서 충당하는 것이다. 이처럼 체내 각 기관들의 에너지를 위한 싸움은 격화되고, 따라서 소화기능은 고통을 받으며 이는 결국 만성 소화불량으로 이어진다.

소화를 위한 에너지 필요량을 극적으로 줄일 수 있다는 사실은 인체의 세척과 치유 노력에 커다란 혜택으로 작용한다. 그 일을 성공적으로 수행할 수 있는 것이 바로 생식물 소화효소인 것이다. 익힌 음식을 먹기 직전에 복용한 소화효소는 위장에 들어가 음식을 기다린다. 따라서 소화과정은 적시에 부드럽고 효율적으로 진행될 수 있다. 관절염, 근육통, 루푸스, 만성피로증후군을 겪는 사람들의 입장에서 보면 생식물 소화효소는 하늘이 내려준 선물인 것이다. 소화효소를 선택할 때 고려해야 할 것은 순도와 효능이다. 내가 사용하고 있으며 여러분에게 권하는 소화효소는 세상에서 가장 우수한 것이다. 생식물 소화효소와 같은 순도와 효능을 가진 소화효소는 아마도 없을 것이다.

소화효소에는 의약용과 상업용이 있다. 내가 사용하는 것은 당연히 의약용이다. 그것은 100% 유기농 방식으로 재배한 식물(아스페르길러스 *Aspergillus*)을 수확하여 자연 그대로의 상태로 처방된다. 열, 촉매제, 혹은 다른 어떤 종류의 화학제도 사용되지 않는다. 재배, 수확, 처방의 어떤 과정에도 첨가제나 인공제가 가미되지 않는다.

그 어떤 소화효소도 생식물 소화효소와 비교될 수 없다. 파파야나 파인애플로 만든 상업용 효소는 의약용 효소에 훨씬 못 미친다. 무엇보다도 상업용은 단백질 소화를 돕는 것을 우선으로 하는 것으로, 지방과 탄수화물에 끼치는 영향은 아주 미미하다. 그러나 생식물 소화효소는 이 3가지를 모두 소화시킨다. 또한 일반 상점에서 판매되는 소화효소는 충전물, 첨가제, 옥수수전분, 그 외 다른 많은 성분들이 들어 있다. 효소는 아주 조금밖에 들어 있지 않다. 생식물 소화효소에는 충전물이나 첨가제 등이 들어 있지 않아서 건강식품점이나 약국에서 판매하는 상업용 효소에 비해 그 효능이 훨씬 좋다.

나는 인간이 익힌 음식을 먹기 시작한 이래 생식물 소화효소를 발견한 것보다 더 위대한 업적은 없다고 생각한다. 소화효소를 구입할 수 있다는 것을 안 후부터 지금까지 나는 그것을 복용하지 않은 채로 익힌 음식을 먹은 적이 단 한 번도 없다. 앞으로도 그럴 것이다. 효소 없이 익힌 음식을 먹느니 차라리 식사를 안 하는 편이 낫다. 나는 여행할 때나 밖에 나가서 식사할 때, 혹은 친구 집에 식사초대를 받아서 갈 때도 그것을 챙긴다.

여러분들도 구입할 의향이 있는가? 다행스럽게도 그것들은 비싸지 않다. 특히 소화활동을 돕는답시고 시중에서 판매되는 각종 약들에 비교하면 더욱 그렇다. 더욱이 그 약들은 체내 독소를 가중시키지 않는가? 생식물 소화효소가 가져다주는 혜택에 비하면 그 비용은 실제로 부수적이다. 생식물 소화효소를 구입하려면 웹사이트 www.fitforlifetime.com을 방문하면 된다.

모노다이어트를 하고, 정오까지는 과일만 먹으며, 적절한 배합으로 식사를 하고, 익힌 음식을 먹기 전에 생식물 소화효소를 복용하기로 결심했다면 여러분의 삶은 변화될 것이라고 자신 있게 말할 수 있다. 여러분과 똑같은 처지에 있던 많은 사람들이 관절염, 근육통, 루푸스, 만성피로증후군을 치료하는 데 상당한 진척을 보았다. 여러분이라고 그 대열에 합류하지 말란 법이 있는가?

8
해야 할 것과 하지 말아야 할 것

이 장에서는 여러분을 고통스럽게 만드는 각종 문제들에 대해 중요한 사실 몇 가지를 알려주려 한다. 그것은 여러분의 고통을 줄이고 없애는 데 많은 도움을 줄 것이다.

하나, 건강을 원한다면 튀긴 음식을 자제해야 한다는 것이다. 여기에는 충분한 이유가 있다. 튀긴 음식은 '건강한 생활'에 극도로 반생산적이다. 튀긴 음식은 우리 몸에 가치 있는 그 무엇도 공급하지 못할 뿐더러 오히려 소화계통의 업무를 과중하게 만들고 오염시킨다. 고온의 기름에 적신 음식물은 체내에서 파괴적인 위력을 나타낸다. 우리의 목표가 무엇인지 벌써 잊어버렸는가? 소화계통에 부담을 덜 주는 방법을 찾아 실천하는 것이다. 닭튀김이나 생선 튀김, 감자튀김, 양파링, 도넛과 같은 음식물은 모두 우리의 성공을 방해하는 것이다. 절대 그런 음식을 먹지 말라는 것은 아니다. 단지 그런 음식의 해로움을 인식하고 소비를 최소화하라는 것이다. 특히 모노다이어트를 하는 동안이라면 더욱 그렇다.

둘째, 유제품은 그 어떤 것보다 건강악화에 기여하는 음식이라는 점이다. 사람들은 유제품을 대량으로 소비한다. 왜냐하면 그들은 역사상 가장 성공적이고 잔인한 상업주의의 희생양이기 때문이다. 상업주의는 여러분을 현혹시켜 힘들게 번 돈을 엉뚱한 곳에 갖다 바치게 만든다. 여러분은 이런 일들을 매일같이 겪고 있다는 것을 아는가? 분유, 시리얼, 마가린, '순 자연식'이라 선전하는 가공처리한 오렌지주스, 여러분이 매일같이 복용하는 약들을 생각해보라. 그 항목은 더 내려간다. 그리고 그 리스트에 가장 많이 올라가 있는 것 중 하나가 바로 유제품이다.

여러분이 이제껏 들은 유제품의 '혜택'은 그 무엇을 막론하고 모두 새빨간 거짓말이다. 수십억 달러를 벌기 위해 만들어낸 의도적이고 뻔뻔스러운 거짓말인 것이다. 역사상 가장 경멸할 만한 사람 중 하나가 이렇게 말한 적이 있다. "만약 당신이 거짓말을 충분히 큰 목소리로, 충분히 오랫동안, 충분히 자주 말한다면 사람들은 그 말을 믿을 것이다." 아돌프 히틀러가 한 이 말은 우리들이 유제품을 포장하는 숱한 거짓말에 속아온 현실을 가장 완벽하게 묘사하고 있다. 만약 진실을 알았더라면 담배회사를 상대로 배상청구를 하는 것처럼 유제품 산업을 상대로 제소하려는 사람들이 줄을 섰을 것이다.

나는 과거에 쓴 책들에서 많은 증거자료들을 제시하며 유제품의 폐해에 대해 설명했다. 여기서 그것을 반복하려는 것은 아니다. 그 대신 여러분이 숙고할 수 있는 약간의 상식적 증거를 제시하고자 한다.

모든 포유동물은 새끼들을 위한 자체의 특유하고 완벽한 젖이 있다. 그들에게 있어 젖은 새 생명이 처음 대하는 완벽한 음식이다. 코끼리와 쥐는 덩치는 다르지만 모두 포유동물이다. 코끼리의 젖은 묵직한 뼈대와 거대한 몸집을 만드는 데 완벽하게 유용한 반면, 쥐의 젖은 정밀한 뼈대와 작은 몸집을 만드는 데 완벽하게 유용하다. 마찬가지다. 기린의 젖은 기린 새끼에게만 완벽하며 물소의 젖은 물소 새끼에게만 완벽하다. 그렇다면 우유는? 당연히 송아지에게만 완벽하다. 그리고 사람의 젖은 사람의 아기에게만 완벽하다.

모든 포유동물은 일단 이유기가 되면 젖 먹기를 중단한다. 송아지도 일단 이유기를 거치면 결코 젖을 먹지 않는다. 젖은 아기를 위한 음식이지 어른을 위한 음식이 아니기 때문이다. 같은 종의 젖은 물론 다른 종의 젖도 먹지 않는다. 그런데 단 하나 예외가 있다. 자연에 거슬러 이유기 후에도 계속해서 젖을 먹는 단 하나의 포유동물은 다름 아닌 인간이다. 더욱이 그들이 먹는 것은 모유가 아닌 소의 젖, 즉 우유다. 크기, 모양, 필요성에 있어서 전혀 공통점이 없는 다른 종에서 나온 젖을 먹는 것이다.

갓 태어난 송아지는 몸무게가 40kg 정도 나가며 단 2년 만에 450~900kg까지 나간다. 그에 반해 사람의 아기는 태어날 때 2.5~4.5kg 정도이며 성인이 된다 해도 대부분 50~80kg쯤이다. 이처럼 서로 다른 두 종이 필요로 하는 영양소는 완전히 다르다.

이 명확하고 상식적인 주장이 유제품의 상업주의가 극복해야 할 커다란 장애가 못된다고 생각하지 마라. 그들은 진정한 자연의 법칙과 신의 위대한 계획을 사람들이 거스르도록 설득할 만한 뭔가를 찾아내야 했

다. 그리고 가장 영악한 사람들을 고용하여 그 결실을 맺게 되었다. 우
유를 안 마시면 골다공증으로 죽을 때까지 고생할 것이라고 사람들을
납득시키는 것보다 더 좋은 방법이 있었을까? 특히 여성들에게 골다공
증이란 사형집행수가 도끼를 들이대는 것만큼이나 끔찍한 것이다.

　칼슘은 양적으로 보나 우리 몸의 필요성으로 보나 제1의 미네랄이
다. 우유에 칼슘이 풍부하다는 것은 사실이다. 그렇다고 해서 우유가
인체의 칼슘원이 될 뿐 아니라 우유 없이는 우리 뼈가 불쏘시개처럼 부
서질 가능성이 매우 높다고 말하는 것은 그야말로 논리의 비약이다. 우
유에 포함된 칼슘이 소에 적합하게 구성되어 있어서 사람에게는 이용
될 수 없다는 것은 차치해 두자. 우유의 단백질 성분인 카세인은 접착
제의 요소가 되며, 그 카세인이 모유보다 우유에 300배나 더 많이 들어
있다는 것도 차치해 두자. 유제품에 지방과 콜레스테롤이 많은 대신 섬
유질은 없어서 세계의 모든 보건 권위자들이 권하는 음식물 성분과 정
반대의 것들로만 구성되어 있다는 것도 접어두자. 1년에 57억kg의 유
제품을 소비하는 미국이 세계에서 골다공증이 가장 많은 나라 중 하나
라는 것도 접어두자. 이 모든 사실들은 유제품업계의 소득보다 중요하
지 않다.

　유제품의 상업주의자들이 가장 비난받아야 할 점은 유제품이 골다공
증에 기여하는 증거가 한 무리의 소 떼를 파묻을 만큼 존재하는 데도,
마치 우유가 골다공증의 치료제나 되는 듯이 사람들을 현혹하고 있다
는 것이다. 세계에서 1인당 유제품 소비가 가장 많은 나라는 미국, 영
국, 스웨덴, 핀란드다. [42] 그렇다면 세계에서 골다공증 환자가 제일 많은
나라는 어디일 것 같은가? 설마 하겠지만 역시 미국, 영국, 스웨덴, 핀

란드다.[43] 여러분은 이 사실이 단순한 우연의 일치라고 생각할 정도로 어리석은가? 정말 그런가? 반면 세계에서 유제품 소비가 가장 적은 나라는 아프리카와 아시아 국가들이고[44] 골다공증 발생률이 가장 적은 나라들 역시 그들이다.[45] 아, 또 하나의 놀라운 우연의 일치다.

13억 인구를 자랑하는 중국은 지구에서 인구밀도가 가장 높은 나라다. 미국 인구보다 10억이나 많다. 중국 사람들은 유제품을 좋아하지 않는다. 그들은 유제품의 냄새와 맛이 이상하다고 여긴다. 그래서 건드리지도 않는다. 그런 중국에서 골다공증은 아주 희귀한 병이다. 그래서 중국어에는 골다공증이라는 단어가 없다.[46]

결코 잊을 수 없는 이야기를 여러분에게 해주어야겠다. 1980년대 말 나는 어떤 여자로부터 편지를 받았다. 그것은 그녀가 거의 10년 만에 처음으로 쓴 편지였다. 그녀는 손가락 관절염이 너무 심해서 펜을 들고 글씨를 쓸 수 없을 정도였다고 한다. 《건강한 생활》을 읽고나서 그녀는 2가지의 식습관을 바꿨다. 아침에 오트밀과 토스트를 먹는 대신 과일만 먹기 시작했고 기존에 먹던 유제품들을 모두 끊었다고 한다. 그리고 몇 달도 지나지 않아 그녀는 펜을 잡을 수 있게 되었고 내게 맨 먼저 편지를 썼던 것이다.

유제품을 모두 끊으라고 말하는 것은 아니다. 단지 '적을 알아야' 한다는 말이다. 유제품은 소화활동에 무거운 부담을 주는 것이므로 가급적 먹지 말라는 것이다. 칼슘에 대해 염려된다면 중국 사람들이 하는 대로 하라. 그들은 필요로 하는 모든 칼슘을 식물에서 얻는다. 소는 생후 6개월 쯤 돼서 이유를 한 후 다시는 젖을 먹지 않는다. 그렇다면 그 많은 칼슘을 어디서 구하는 것일까? 바로 식물이다! 땅에서 자라는 모든 음식은 그 안에 칼슘을 함유하고 있다. 그러니 살아 있는 음식을 포함한 균형 잡힌 식사를 하면 필요한 칼슘을 모두 얻게 될 것이다. 살아 있는 음식은 우리에게 칼슘을 포함하여 우리 몸이 필요로 하는 비타민과 미네랄을 제공한다.

칼슘 보조식품을 복용하고 싶다면 품질이 우수한 산호 칼슘인지를 확인한 후 복용하라. 그것은 유제품이나 으깬 바위, 혹은 조가비에서 채취한 칼슘들과는 달리 체내에서 완벽하게 활용되는 자연적으로 발생하는 칼슘이다. 이 책의 부록을 보면 내가 사용하고 있고, 독자들에게 권하는 산호칼슘에 대한 정보를 알 수 있다.

셋째는 흡연에 대한 것이다. 나는 금연을 하라고 여러분을 설득하지 않을 것이다. 확신하건대 여러분은 이미 흡연이 초래하는 위험을 너무도 잘 알고 있을 것이기 때문이다. 그래서 이 주제에 관해서는 간단하게 몇 마디만 하고자 한다.

산소를 함유한 피는 인체 구석구석에 있는 마지막 세포까지 도달하여 영양분을 주어야 한다. 영양분을 얻지 못한 세포들은 죽는다. 그런 이유로 인체에 14만 5천km가 넘는 혈관이 있다. 혈액의 흐름이 제한되면 나쁜 일들이 발생하기 시작한다. 담배를 한 모금 들이마실 때마다 14만 5천km의 혈관이 모두 위축된다. 이것은 인체의 모든 활동이 방해받는다는 것을 의미한다. 모든 기관이 최상의 역량으로 활동하지 못하게 되는 것이다. 심장, 폐, 간, 신장, 비장, 이 모두가 인체를 살아 있도록 유지하는 역할을 제대로 수행하지 못하게 된다. 마찬가지로 관절염, 근육통, 루푸스, 만성피로증후군과 관련이 깊은 임파계통과 소화기관의 기능도 현저하게 떨어진다. 최근 연구보고서는 유전적으로 류마티

스 관절염에 걸릴 가능성이 있는 사람 중에 흡연자의 발병률이 훨씬 높다고 발표하였다.[47]

그러나 흡연자들에게 좋은 소식이 하나 있다. 그것은 인간은 누구도 타고난 흡연자가 아니라는 것이다. 인체는 폐를 보호하고 폐의 기능을 효과적으로 유지하기 위해 무슨 일이든 할 각오가 되어 있다. 모노다이어트로 살아 있는 음식과 과일을 먹고, 단백질과 탄수화물을 섞어 먹지 않고, 익힌 음식을 먹기 전에 생식물 소화효소를 사용한다면 인체는 새로 생산된 에너지로 자신을 치료하기 시작할 것이다. 그렇게 되면 흡연에 대한 갈망이 자동적으로 줄어들게 된다. 그 방법 외에 다른 노력을 전혀 하지 않고도 점차 담배를 적게 피우고 마침내는 완전히 끊게 되었다고 내게 편지를 보낸 사람만 열댓 명이 된다. 한 사례로 어떤 여성은 27년간 하루에 담배 2갑을 피웠다고 했다. 그녀는 내가 권장하는 방법을 실천하면서 점점 건강을 회복할 수 있었는데, 어느 순간부터 담배맛이 역겨워지더니 결국은 금연에 성공했다는 것이다. 인체는 우리의 가장 큰 아군이며 건강을 최적화하기 위해 끊임없이 노력한다. 우리가 적절한 식사법으로 맡은 바 책임을 다할 때, 우리 몸 역시 자신의 역할을 확실히 할 것이다.

넷째로 말할 것은 운동에 대해서다. 건강한 신체를 위해 세계적 수준의 운동선수가 될 필요는 없다. 하지만 최소한의 신체활동은 필수적이다. 아무리 훌륭한 식사방법도 규칙적인 운동이 뒷받침되지 않으면 큰 효과를 기대할 수 없다. 미국 정부에서 발표한 보고서에 의하면 성인의 55%가 하루에 30분씩 일주일에 4번이라는 최소한의 운동도 하지 않고 있다. 2명 중 1명은 거의 아무 운동도 하지 않는다는 것이다. 집안 일,

식사 준비, 세차 등을 운동에 포함시켰는데도 말이다.

만약 여러분이 걷기, 조깅, 자전거 타기, 수영, 테니스 등을 규칙적으로 하고 있다면 그것으로 훌륭하다. 그것이 여러분이 필요로 하는 전부다. 하지만 아무 운동도 하지 않고 있다면 아무리 식사원리를 명확히 따른다하더라도 관절염, 근육통, 루푸스, 만성피로증후군 극복에 성공할 확률은 줄어들 것이다.

인간의 몸은 움직이도록 만들어졌다. 근육은 사용되어야만 하며 그렇지 않으면 퇴화해버린다. 심장은 인체의 가장 튼튼한 근육이어서 규칙적인 운동을 필요로 한다. 운동이 생산해내는 모든 혜택을 여러분과 여러분 심장에 돌려줄 수 있는 매우 좋은 육체적 활동이 있다. 그것은 신체의 상태와 상관없이 거의 모든 사람이 언제 어느 때고 할 수 있다. 또한 정교한 시설이나 장비도 필요하지 않으며 누구나 쉽게 할 수 있다. 이것은 걷는 것이다. 걷기는 단기적으로 몸을 단련시켜주고 장기적으로는 건강을 가져다준다.

지난 10여 년 동안 과학자들이 발표한 거대한 양의 자료들은 가장 완만하고 체계 없는 걷기마저 우리 몸에 실질적인 도움을 준다는 것을 보여주고 있다. 낮은 수준의 활동 또한 매우 유익하며 그 유익함은 축적된다. 즉 하루에 10분씩 3번 활기차게 걸었다면 한 번에 30분 걸었을 때와 같은 이익을 얻을 수 있다는 말이다.

최소량의 운동이 왜 필요한지 또 하나의 중요한 이유를 말해주고 싶다. 심장이 펌프질을 하여 피를 온 몸으로 내보내는 심폐계통과는 달리 임파계통은 펌프 같은 것이 없다. 따라서 임파액이 지속적으로 온몸을 흐르게 하기 위해서는 신체적 운동에 의존할 수밖에 없다. 여기서 알 수 있는 것은 신체활동이 적으면 적을수록 임파계통의 성과도 줄어들게 된다는 것이다. 반대로 신체활동이 많을수록 임파계통의 기능은 좋아지게 된다. 최소량의 신체활동은 필수적이다.

내가 제시하는 것은 매일 혹은 최소한 격일로 20분에서 30분간 시간을 내어 활기차기 걸으라는 것이다. 아니면 뜀틀 용구(소형 트렘폴린)를 집에다 갖다놓고 하루에 몇 번씩 사용하는 것도 좋다. 나는 20년이 넘게 매일같이 이 뜀틀을 사용하고 있다. 그것이 가져다주는 편리함과 효과를 고려하면 뜀틀을 이용하는 것은 가장 가치 있는 신체운동의 하나다.

내가 사용하고 있는 리바운드에어(ReboundAir) 뜀틀에 대해 더 많은 것을 알고 싶으면 웹사이트 www.fitforlifetime.com으로 방문하면 된다. (국내에서도 뜀틀 구입이 가능하다. 반석스포츠, 이글스포츠, 그 밖에 많은 제조사들의 뜀틀이 있는데, 대부분 접게끔 되어 있어 공간을 많이 차지하지 않는다는 이점이 있다. 가격은 크기에 따라 차이가 있으며 대략 3만 원~8만 원 사이다 - 편집자 주)

이처럼 신체가 필요로 하는 운동량을 충족시키는 데는 쉽고 편리한 방법들이 있다. 걷기보다 더 쉽고 자연적으로 할 수 있는 것은 없다. 더 이상 미루지 마라. 오늘 시작하라. 그것이 중요하다.

다섯 번째로 얘기할 것은 관절염, 근육통, 루푸스, 만성피로증후군 외의 몇 가지 증상에 대해서다. 그것은 가장 일반적인 통증인 두통과 요통이다.

우선 자연위생학적인 관점에서 두통의 원인과 예방에 대해 논의해보자. 가장 두드러진 두통의 형태는 군발성 두통, 충혈성 두통, 편두통, 긴장, 쑤심, 중독성 두통 등이다. 하지만 중요한 것은 이처럼 서로 다른 이름으로 표현되는 그 모든 두통들이 결국은 하나의 원인에서 비롯된다는 사실이다.

두통을 겪고 있는 동안에는 마치 누군가 뇌 전체를 '꽝꽝' 두드려대는 것 같은 느낌을 받을 수 있다. 하지만 재미있게도 뇌는 고통을 경험하지 않는다. 두통은 (뇌를 덮어씌우고 보호하는 뼈)두개골 밖 두피에서만 나타난다. 대부분 두통은 맥이 뛰는 통증, 즉 쑤심을 포함한다. 이것은 심장 박동에 맞춰 피가 규칙적으로 상승하면서 고통을 악화시키거나 강화시킨다는 것을 말해준다.

두통의 실질적인 원인은 뇌로 통하는 혈관이 수축하거나 부분적으로 닫히면서 발생한다. 이 혈관이 수축하면 두개골로 들어가는 피의 흐름이 제한되어 두개골 주위에 있는 혈관이 피를 보유하게 된다. 이것이 압력을 받으면 뭔가가 터질 것 같은 느낌을 받는다. 즉, 두통의 원인은 두개골 주위의 혈압상승인 것이다,

그렇다면 왜 지능 있는 우리 몸이 자신에게 이런 일을 가하는 것일까? 어째서 혈관을 수축시켜 뇌로 가는 피의 흐름을 제한하는 것일까? 뇌는 신체의 다른 무엇보다 중요한 부분이며 따라서 우리 몸은 최우선으로 뇌를 보호해야 한다. 두통은 인체가 뇌를 해악으로부터 보호하기 위해 사용하는 방어조치이자 보호조치다. 그렇다면 인체는 무엇으로부터 뇌를 보호하려는 것일까? 그것은 연결조직에 염증을 일으키는 것과 같은 독소다. 그러므로 연결조직 장애(관절염, 근육통, 루푸스, 만성피로증후군)의 증상 중 하나가 두통이라는 사실은 놀랄 만한 일이 아니다.

관절염, 근육통, 루푸스, 만성피로증후군의 경우와 마찬가지로 두통은 단지 증상에 불과하다. 카페인, 니코틴, 알코올, 청량음료, 음식물

첨가제, 정제 설탕, 살충제, 약, 정제되고 가공된 익힌 음식들. 이 모두가 체내의 독소량을 높이는 데 일조한다. 두통은 뇌가 피로 몰리는 유독물질로부터 자신을 보호하려는 처절한 몸짓이다.

앞에서도 언급했지만 나는 독자들로부터 50만 통이 넘는 편지를 받았다. 일상적이었던 두통을 더 이상 겪지 않아 얼마나 행복한지 말해주는 내용의 편지도 수천 통이 넘었다. 많은 사람들이 두통, 심지어는 편두통조차도 훨씬 줄어들었거나 완전히 없어졌다고 말해주었다. 한 여성은 17년 동안 거의 매일같이 겪고 있던 편두통을 호소해왔다. 나 또한 편두통을 겪은 경험이 있기 때문에 그녀가 그렇게 오랫동안 편두통을 참았다는 것을 믿을 수가 없었다. 나는 그녀에게 적절한 식사법을 소개해주었고, 얼마 지나지 않아 그녀는 긴 편지로 지난 몇 주 동안 편두통을 한 번도 겪지 않게 된 커다란 기쁨을 표현해왔다.

두통과 마찬가지로 요통을 겪게 되는 데도 여러 가지 이유가 있다. 근육 내부에 있는 연결조직과 관련이 있을 수도 있고(근육통), 건이나 인대와 관련이 있을 수도 있으며(루푸스), 허리에 있는 수많은 관절 중 하나나 골반, 혹은 그 둘이 연결되는 곳과 관련이 있을 수도(관절염) 있다.

요통의 또 다른 원인은 신경이 조이는 것에 있다. 척수는 반짝거리는 하얀 신경 다발로 이루어져 있는데 뇌에서 척주, 즉 등뼈의 관을 통해 밑으로 내려간다. 등뼈는 척추골이라 불리는 움직일 수 있는 31개의 작은 뼈가 서로 맞물리면서 연결되어 있다. 각각의 척추골에는 조그맣게 열린 구멍이 있는데 그 구멍을 통해 신경이 갈라져 나가 몸의 다른 부분으로 연결된다. 이때 척추골 하나가 조금이라도 제자리를 이탈하면 지나가는 신경을 누르거나 조여 통증의 원인이 될 수 있는 것이다. 신경이 조여 칼날로 찌르는 듯한 고통을 경험하지 않았다면 여러분은 정말 감사하게 생각해야 한다.

나도 그런 고통을 겪은 적이 있다. 나는 앞서 고엽제로 인한 말초신경쇠약에 대해 말한 바 있다. 말초신경쇠약과 일반적으로 루게릭병이라고 불리는 ALS(신경세포의 퇴화로 근육의 움직임을 통제하지 못하는 병)와는 닮은 점이 많다. 루게릭병은 모든 근육을 동시에 악화시킨다. 하지만 말초신경쇠약은 좀 다르다. 어떤 근육은 쇠약해져 없어지는 반면 바로 옆에 있는 근육은 전혀 영향을 받지 않을 수도 있다. 이것으로 내 몸에는 재미있는 역학관계가 생성되었다. 손상되지 않은 근육이 등뼈를 끌어당겨 중심을 무너뜨리는데 왜냐하면 그것을 상쇄시켜 바로잡아야 할 다른 근육이 없어졌기 때문이다. 결과적으로 척추골 하나가 지속적으로 약간씩 움직여 신경을 조이는 것이다.

이런 증상에 매우 효과적인 방법이 있다. 물구나무판을 이용하는 것이다. 우선 물구나무판 위에 똑바로 누어서 발목을 고정시킨다. 팔을 위아래로 자유롭게 움직일 수 있고, 수평에서부터 머리를 밑으로 하는 수직상태까지 원하는 각도로 몸을 조정할 수 있다. 이렇게 아주 짧은 시간 동안 몸을 거꾸로 하고 있어도 엄청난 효과를 볼 수 있다. 등뼈가 서서히 펴져 척추골이 하나씩 분리되고 더 이상 신경이 눌리지 않게 되는 것이다.

내가 처음 그것을 사용했을 때가 생각난다. 너무 많은 피가 머리로 쏠리는 것에 익숙하지 않았기 때문에 약간 불안했었다. 그 상태로 30초가량 있으려니 피가 귀 밖으로 쏟아져 나갈 것만 같았다. 하지만 나는 천천히 시간을 늘려 나갔고 얼마 지나지 않아 아무런 거북함 없이 얼마든지 오랫동안 거꾸로 있을 수 있게 되었다.

정말 놀라웠던 것은 이것을 딱 한 번 사용했을 뿐인데 신경이 풀리고 통증이 멈추었다는 것이다. 그리고 오늘까지 나는 송곳으로 찔리는 듯한 아픔은 차치하고 쿡쿡 쑤시는 듯한 통증조차 느끼지 않는다. 가끔 사람들은 무인도로 가면서 딱 한 가지만 갖고 갈 수 있다면 무엇을 택할 것인가라는 질문을 한다. 나라면 물구나무판을 선택할 것이다.

모든 것은 중력의 영향을 받는다. 우리 몸도 그렇고 몸 안에 있는 모든 것도 그렇다. 중력의 원리로 본다면 시간이 지날수록 척추골이 서로 압착되어 가장 예민한 신경에 압력을 가하게 되는 것은 당연하다. 정기적으로 몸을 거꾸로 해 척추골 사이를 부드럽게 열어 그것들을 아주 약간이라도 분리시키면 등뼈가 받는 스트레스는 훨씬 줄어들 수 있다. 척추골 사이의 공간을 일정하게 유지해주면 (신경과 척추골 사이에 있는 완충장치인)디스크에 주는 압력도 적어진다. 나는 정기적으로 물구나무판을 이용함으로써 실제로 키가 2.5cm나 늘어났다는 사람을 보기도 했다.

요즘도 나는 하루에 4~5분간 물구나무판을 이용한다. 내 등뼈를 잘 간수하고 척추골이 중심에서 벗어나 신경을 억누르지 않도록 예방하는 데 그 정도면 충분하다. 그렇게 물구나무를 서고 나면 기분이 아주 좋아진다. 그 이유는 산소를 함유한 피가 뇌로 많이 흘러 들어가기 때문이다. 산소를 함유한 피가 뇌로 흘러 들어가면 몸의 모든 활동이 훨씬 효과적으로 진행된다. 더욱이 물구나무판을 이용하면 임파액의 흐름이 과속화되어 체내 독소제거 활동을 강화시킨다. 물구나무판을 사용해 규칙적으로 몸을 거꾸로 함으로써 얻을 수 있는 혜택은 아무리 얘기해도 충분하지 않다.

내가 사용하는 티터 *Teeter* 물구나무판에 대한 내용을 알고 싶으면 웹사이트 www.fitforlifetime.com으로 방문하면 된다. (한국에는 물구나무판이 '꺼꾸리'라는 이름으로 알려져 있다. 그중 몇 개를 소개하자면 은성 헬스빌과 대림스포츠, 대아실업에서 나온 꺼꾸리가 있다. 뒤로 넘어갈 때 각도조절을 쉽게 할 수 있으며 발걸이에 대형 스펀지를 사용하여 발이 편안하도록 설계되었다. 그래도 약간의 발목 저림이나 통증은 감안해야 한다. 가격은 13~15만 원대다 – 편집자 주)

재미있는 일화가 있다. 몇 달 전에 나는 오랫동안 만나지 못한 친구와 우연히 마주치게 되었다. 마지막으로 봤을 때 그는 걷는 것조차 매우 고통스러워했었다. 디스크 때문이었다. 하지만 다시 만난 그는 완전히 새로운 사람으로 변모해 있었다. 그리고 마치 막 살아난 사람처럼 행복에 가득 차 있었다. 인사를 주고받기도 전에 그는 나에게 물었다. "자네, 물구나무판에 대해 들어보았나?" 그는 물구나무판을 구입해 거짓말처럼 하룻밤 사이 디스크의 고통에서 해방되었다고 말했다. 그러면서 지금도 하루에 거의 두 시간 동안 몸을 거꾸로 하고 지낸다는 말을 덧붙였다.

여섯 번째로 말할 것은 독소를 제거하려는 인체의 눈물겨운 노력에 대해서다. 우리 몸은 모든 독소를 제거하길 원한다. 그것이 연결조직에 있든, 머리의 혈관에 있든, 직장에 있든 상관없이 독소를 제거하는 노력을 끊이지 않는다. 충분한 에너지가 있는 한 인체는 가능한 빠르고 효율적으로 독소를 모아 제거한다. 이것은 우리가 살아 있는 음식을 많이 먹어서 임파계통의 활동을 도울 때 여러 가지 서로 다른 질병이 동시에 호전되는 이유가 된다.

몇 년 전 한 남자가 나에게 도움을 요청해왔다. 그의 문제는 활력이 서서히 없어져 간다는 것이었다. 그리고 간헐적으로 나타나던 결장의 문제가 이제는 매일같이 그를 고문해댄다고 했다. 여러 병원을 다녀보았으나 그때마다 경련성 대장, 대장염, 과민성대장증후군이거나 '원인을 알 수 없는' 것으로 추정되는 국한성회장염일 가능성이 있다는 말만 들었다. 그는 규칙적으로 항염제를 복용했으나 상태는 계속해서 악화될 뿐이었다. 그는 '난처한 상황이 발생' 하는 것이 두려워 제대로 외출도 하지 못했다. 앉았던 자리에서 피를 보게 되는 날이 많아지자 그는 결장암을 의심하게 되었다고 한다.

그가 절실하게 깨달은 것은 뭔가 다른 방법을 시도해야 된다는 것이었고 결국은 나를 찾아오게 되었다. 나는 그에게 이 책에서 여러분에게 설명한 내용, 즉 제거되지 않은 독소가 연결조직에 얼마나 나쁜 영향을 끼치는지 설명해 주었다. 단지 그의 경우에는 연결조직이 아닌 결장이 그 영향을 받고 있다는 차이가 있을 뿐이었다. 해결방법은 똑같았다.

그는 내가 제안하는 방법들을 철저하게 실천했다. 그리고 난지 2주일도 채 안 되어 출혈이 완전히 멈추었다. 그리고 몇 달에 걸쳐 고통과 불편함이 현저히 줄어들고 몸 상태가 훨씬 좋아졌다. 6개월쯤 되자 그 모든 증상이 다 없어져 항염제도 복용하지 않게 되었다.

무엇보다 내 관심을 끈 것은 애초에 염두에 두지도 않았던 고혈압 증세가 완화되었다는 그의 얘기였다. 그는 지난 10년 동안 인데랄이란 고혈압약을 복용해왔지만 그럼에도 그의 혈압은 한 번도 정상인 적이 없었다. 하지만 나의 권고(애초에 그것은 결장 문제를 극복하기 위해 처방된 것이었음을 상기하라)대로 생활방식을 바꾼 지 6개월 후, 그는 더 이상인데랄을 복용할 필요가 없었다. 혈압이 10년 만에 정상치로 돌아온 것이다.

이것 말고도 더 있다. 그는 오랫동안 건선이나 습진과 같이 피부가 가렵고 벗겨져 고생을 했다. 끊임없이 크림이나 로션을 발라댔지만 전혀 호전되지 않았다. 그런데 내가 권한 방식을 따라하고부터는 그 문제도 없어졌던 것이다. 이쯤 되니 마침 내가 광고에 나와 계속해서 "잠깐만요, 이뿐이 아니랍니다"라고 말하는 사람처럼 느껴진다. 추가적으로 그가 이룬 성공은 다이어트다. 물론 그는 체중을 줄이려는 그 어떠한 시도도 하지 않았다. 인체가 스스로를 치유하는 역동적 성질을 알지 못하는 사람들에게 결장염, 고혈압, 가려움, 과체중은 별도의 구체적인 치료를 요하는 완전히 다른 문제들로 보일 것이다. 그렇지만 자체적으로 치료하는 살아 있는 인체는 이 모든 영역의 고통들을 동시에 처리한다.

내가 정말 말하고 싶은 것은 관절염, 근육통, 루푸스, 만성피로증후군을 초래할 만큼 연결조직에 독소가 쌓였다면 여러분의 몸엔 다른 문제들도 있을 가능성이 높다는 것이다. 우리들의 몸은 모든 연결조직이 건강한 상태로 되돌아갔다고 해서 치유활동을 멈추지 않는다. 몇 가지 문제를 고친 것으로 만족하지 않고 체내의 모든 문제를 바로 잡기 위해서 계속 노력한다. 여러분의 의무는 신체가 그 일을 수행하는 데 필요한 에너지를 규칙적으로 공급하는 것뿐이다.

일곱 번째, 시중에 나와 있는 어떤 상품보다 더 우리 몸을 튼튼하게 해주고 영양분을 공급하는 완전 천연식품에 대해 말하고 싶다. 나는 1992년부터 매일같이 '그린 수퍼푸드(Green Superfood. 소화효소나 유기농야채로 만든 캡슐이나 분말로 된 녹색 영양보조식품 – 옮긴이 주)'를 먹어왔는데, 그것은 고엽제 중독으로 인한 장애에도 불구하고 지금의 건강상태를 유지하는 데 많은 도움을 주었다고 확신한다. 또한 여러분이 어떤 건강상의 문제를 갖고 있든 이것을 이용한다면 적지 않은 혜택을 볼 수 있을 것이라고 확신한다. 지난 10년 동안 시중에는 '그린', '그린 음료', '그린분말' 이라고 일컬어지는 것들이 엄청나게 쏟아져 나왔다. 이것은 가공처리가 되고 활력소가 빠진, 산성화된 '음식' 이 주는 영향을 상쇄시키는 데 도움을 주는 매우 효과적인 것들이다.

내가 특별히 이 그린 수퍼푸드에 열광하는 주요한 이유는 재배, 추수, 상품의 처방에 이르는 모든 과정이 순도와 탁월성이라는 것에 초점을 맞추고 있기 때문이다. 그 속에는 첨가제나 충전물, 다른 어떤 화학물도 없다. 인공적인 것은 아무것도 없다. 재료들은 모두 유기농으로 재배된다. 비타민, 미네랄, 항산화제, 식물영양소, 아미노산, 지방산, 식물에서 추출한 효소로 꽉 채워져 있어서 온전히 살아 있는 음식이다. 모든 질병이 산성 환경에서 번성한다는 것은 잘 알려져 있는 사실이다. 그린 수퍼푸드는 산성을 중화시키고 체내 pH 균형을 적절하게 잡아준다. 그린 수퍼푸드는 쉽게 흡수되고 풍부한 양질의 영양소가 농축되어 있는 그야말로 진정한 최고 건강식품이다. 류마티스성관절염으로 고생하는 사람들이 그린 수퍼푸드를 사용한 후 현저하게 호전된 것을 보여주는 연구 보고도 있다. [49A)]

나는 말초신경쇠약이라는 위험한 상태에 있기 때문에 몸에 들어오는 것에 대해 극도로 신중해야 한다. 다이옥신의 독성 때문에 해로운 음식들에 특히 민감하게 반응한다. 신선한 과일과 과일주스, 그리고 그린 수퍼푸드는 내 식사의 가장 중요한 부분이며 내가 치명적인 화학물질에 중독되어 있음에도 오늘날까지 건강을 지킬 수 있게 한 주역들이다.

여덟 번째는 물이다. 우주에서 볼 때 우리 행성은 그 푸른 빛 때문에 다른 어떤 행성과도 확연히 구분된다. 우리의 작은 지구는 푸르다는 점에서 아주 유일하다. 무엇이 우리 행성을 그렇게 유일하고 특별하게 만드는 것일까? 물이다. 물은 지구에 색깔을 입혀줄 뿐 아니라 생명을 품을 수 있는 능력을 부여한다. 물은 자연의 촉매이고 생명의 열쇠다. 지구상에는 건조하고 황폐해서 어떤 생명도 생존할 가능성이 없을 것처럼 생각되는 곳들이 있다. 그러다 비가 내리면 모든 것은 완전히 변모한다. 며칠 전까지만 해도 바짝 마르고 갈라진 땅 외에 아무 것도 없던 곳에 온갖 현란한 색깔의 식물과 꽃들이 시야가 미치는 곳이라면 어디든지 펼쳐진다. 어느 곳에 숨어 있던 것들인지 수천 마리의 동물들도 튀어나와 축제의 향연을 즐긴다. 마찬가지로 물은 인간의 건강을 지키는 열쇠기도 하다. 새로이 발달된 기술과 과학의 도움으로 이제 물은 더 이상 '단순한 물'이 아닌 것으로 판명되었다.

우리가 숙지해야 할 재미있는 사실은 신체의 70%가 물로 이루어졌다는 것이다. 엄밀히 말하자면 우리는 물 행성에 살고 있는 물의 존재다. 우리의 체액은 신체의 모든 기능을 조절하고 작동시키는 바다인 셈이다. 따라서 건강을 말하며 물의 역할을 언급하지 않는 것은 불가능하다.

체내에 있는 가장 광범위한 계통 2가지가 있다. 이것은 우리 몸을 가능한 건강하게 유지하기 위해 끝없이 노력하며 서로 협동한다. 그중 하나는 심폐기관인데, 심장은 14만 5천km에 이르는 혈관을 통해 산소를 포함한 6l의 피를 온 몸에 있는 모든 세포에 운반한다. 심폐계통과 관련된 병으로 죽는 사람이 다른 모든 병으로 죽는 사람을 합친 것보다 많다는 사실은 심폐계통을 최상의 상태로 유지하는 것이 극히 중요하다는 것을 증명한다.

또 한 가지는 면역체의 심장이며 영혼인 임파기관이다. 다시 말하지만 우리 몸은 매일같이 죽어나가는 수억 개의 세포와 평생 동안 먹는 6만 4천kg의 음식물로부터 생기는 노폐물을 생성한다. 이 독소가 억제되지 않은 채 체내에서 계속 생산되면 관절염, 근육통, 루푸스, 만성피로증후군의 원인이 된다. 우리 몸속의 임파액은 피보다 3배나 많다.

이 2가지, 즉 심폐계통과 임파계통의 활동에 따라 우리가 얼마나 오래 건강하게 살지 결정된다. 건강관리의 목표가 체중을 줄이는 것이든, 활력을 증진시키는 것이든, 고통을 제거하는 것이든, 혹은 병을 극복하거나 예방하는 데 있든 심폐계통과 임파계통의 지속적인 노력 없이는 그 어느 것도 성취될 수 없다.

"도대체 심폐계통과 임파계통이 물과 무슨 관련이 있다는 것인가?"라고 생각하는 독자가 있는가? 바로 그것이다. 심폐계통의 연료인 피와 임파계통의 연료인 임파액은 90%가 물이다! 여기서 끝나는 것이 아니다. 심폐계통과 임파계통의 활동들, 그리고 살아 있는 우리 몸이 매 순간마다 하는 수조에 이르는 다양한 활동들은 뇌에 의해 관리되고 운영된다. 그 뇌의 85%가 물이고 뇌를 완충시키는 뇌척수도 마찬가지다. 태아를 둘러싸고 보호하는 양수도 그렇다. 침은 거의 모두가 물인데 침이 없다면 혀는 입안에서 붙어버릴 것이며 우리는 그 어떤 것도 삼킬 수 없을 것이다. 눈물뿐 아니라 눈을 촉촉하게 해서 쉽게 움직일 수 있게 하는 것도 대부분 물이다. 소화액도 실질적으로 모두 물인 까닭에 물이 없다면 음식물은 소화되지 못할 것이다.

영양소를 세포로 운반하고 노폐물을 세포로부터 제거하는 모든 과정은 운송매체인 물에 의존한다. 체내 모든 기관들을 둘러싸고 있는 것도 물로 이루어져 있는데, 그렇지 않다면 기관들은 서로 들러붙고 찢어질 것이다. 물론 연결조직도 대부분이 물이다. 체내의 모든 관절들은 90%가 물인 활액 때문에 쉽게 움직일 수 있으며 이것이 없다면 우리들은 당장 관절염에 걸리게 될 것이다. 심지어는 뼈도 35%가 물이다. 우리는 물의 존재인 것이다!

생명체가 가장 기본적으로 필요한 것이 공기와 물이라는 것을 고려하면, 체내에 수분공급이 제대로 되지 않았을 때 미치는 파괴적인 영향과, 물을 적절하게 공급해서 얻을 수 있는 수많은 이득을 충분히 인식하고 있는 사람들이 거의 없다는 것은 참으로 충격적인 일이다.

우리가 매일 얼마나 많은 양의 물을 잃어버리는지 깨닫는 사람이 거의 없다는 것도 놀라운 일이다. 우리는 24시간 쉬지 않고 물이 몸 안으로 흘러들어왔다가 몸 밖으로 빠져나가도록 되어 있다. 우리가 매일 잃어버리는 물의 양은 약 2 l 정도다. 신체활동이나 식사의 종류와 같은 특정 변수에 따라 그 손실량은 쉽게 배가된다. 물은 오줌이나 땀과 숨을 통해 손실된다.

우리 피부에는 수백만 개의 구멍이 있고 이 모든 구멍은 항상 일정량의 수분을 배출한다. 운동 등을 통해 신체활동이 고조되면 땀을 흘리게 되어 많은 물이 손실되는 것을 눈으로도 확인할 수 있다. 하지만 격렬한 운동을 하지 않더라도 우리 피부가 일정량의 수분을 배출하지 않는 때는 단 한순간도 없다. 우리는 또한 숨을 내쉴 때마다 물을 잃어버린다. 거울이나 유리창에 대고 숨을 쉬어보면 폐에서 나와 유리에 맺힌

수분을 실제로 볼 수 있다. 하루 동안 수천 번의 숨을 내쉴 때마다 우리는 일정량의 물을 잃어버리는 것이다.

이렇게 잃어버린 물은 매일 다시 채워져야 하고 그렇지 못하면 상상할 수 있는 것 이상의 손상을 입게 된다. 몸에 필요한 수분이 공급되지 않으면 인체의 모든 활동과 기능은 파괴적인 결과를 맞게 되는 것이다.

나는 35년 동안 '건강한 생활' 양식에 대해 연구하고 가르쳐왔다. 그러면서 고통 없는 삶을 살려고 추구하는 사람들이 저지르는 숱한 잘못들을 보았다. 그중 가장 비극적인 것은 통증과 건강악화로 시달리는 매우 많은 사람들이 몸에 적절한 수분만 제대로 공급해주었다면 그 모든 문제들을 피할 수 있었다는 사실이다.

수백만의 사람들이 건강을 되찾거나 유지하기 위해 갖은 방법의 치료법을 시도하는 등 끊임없이 노력하고 있다. 그러면서 그들은 독성이 내재되어 아주 위험한, 심한 경우에는 목숨까지 앗아가는 약에 의존한다. 그들은 또한 한주먹이나 되는 보조식품을 복용하기도 하는데 그 대부분은 실험실에서 합성되거나 화학제나 열로 추출되는 것들이다. 또 어떤 사람들은 몸에 심한 무리를 주면서까지 유행하는 다이어트를 따라하기도 한다. 충분한 수분만 제공되면 몸이 저절로 알아서 치유될 것을 값비싼 치료로 대신하는 사람들도 많이 있다.

사람들은 적당한 수분공급으로 거둬들이는 헤아릴 수 없이 많은 혜택을 인식하지 못하고 있다. 조사에 따르면 수분부족인 사람이 75%나 되는 것으로 나타났다. 내 주위만 보더라도 많은 사람들이 물을 마시지 않는다. 이렇게 말하는 것이 부끄럽기도 하지만 나도 한때는 그들처럼 물을 마시지 않았다. '사이다를 마실 수 있는데 왜 물을 마시지?' 라고 생각한 적도 있었다.

　사람들은 물 대신 커피, 소다수, 가공처리된 병 주스를 마신다고 말한다. 이런 음료들은 모두 체내에서 높은 산도를 자랑하며 세포에 수분을 충분히 공급해주지 않기 때문에 매우 반생산적이라는 사실을 사람들은 깨닫지 못하고 있는 것이다. 어리석게도 그들은 물 대신 이런 음료를 마시면서 '왜 나는 건강하지 않을까?' 라며 고개를 갸웃거린다. 등잔 밑이 어둡다는 옛 속담이 절로 생각나는 대목이다.

　체내의 세포는 적절히 수분이 공급되면 치유장치를 발동시킨다는 연구보고가 있다. 이 치유장치는 세포 내의 산성 저하와 지방연소의 증가, DNA의 치료와 같은 결과를 낸다. 이 연구결과는 체내가 탈수되면 세포 크기가 줄어들고 질병을 유발시킨다는 사실도 보여주고 있다. 산도가 높아지고 독성이 쌓이면 산소결핍과 노화과정은 과속화될 수밖에 없다. 우리 몸의 세포가 적절히 수분공급을 받느냐의 여부에 따라 건강상태가 달라진다는 관점에서 볼 때 우리는 매일 마시는 물의 질과 양에 좀더 관심을 가져야 할 필요가 있다. 물 행성에 살고 있는 물의 존재로서 그것을 인생의 우선순위로 삼는 것은 지극히 당연한 일이다.

　어떤 사람들은 부엌의 싱크대로 가서 갈증을 해소하곤 한다. 그러나 여러분들은 지하수와 지하 대수층이 건강에 해로운 화학제로 오염되었다는 사실을 알고 있는가? 요즘 나는 수돗물 외에는 어떤 것도 마셔도 좋다는 식이다. 어느 누가 '정화된' 수돗물이 얼마나 순도가 높고 깨끗한지 떠벌리든 나는 괘념치 않는다. 수돗물은 정화공장에서 오만가지 화학물질이 첨가되고 수십 년의 세월을 자랑하는 복잡하게 얽힌 도관을 흐르는 동안 중금속 오염물을 흡수한다. 이처럼 대부분의 수돗물은 화학 오염물질을 포함하고 있다. 수많은 화학물질과 쓰레기, 농업비료, 공장오염물들이 모두 수돗물로 침투해 들어간다. 이것을 '정화' 하고 박테리아를 죽인다는 명목으로 다른 화학물질들이 수돗물에 투여된다.

우리는 운 좋게도 물 공학의 기술적 진보가 한창 발달된 시대에 살고 있다. 아주 짧은 세월 동안 우리는 수돗물을 걸러내는 것에서부터 더 나아가 물의 질을 높여 사용할 수 있는 단계까지 이른 것이다. 그러나 대부분의 사람들은 그 사실을 조금도 인식하지 못하고 있다. 물은 이제 더 이상 '단순한 물' 이 아님에도 말이다.

나는 사람들이 "물은 물이지, 뭐 대단한 게 있을라고?"라고 말하는 것을 들어왔다. 그것은 옳지 않다. 맑은 공기가 있고 오염된 공기가 있는 것처럼, 신선하고 건강에 좋은 음식과 가공처리되고 건강에 해로운 음식이 있는 것처럼, 물에도 커다란 차이가 있다. 수화작용을 연구하는 과학자들은 전기 – 미네랄이 알맞게 혼합된 물이 적합한 표면의 압력이 없이는 세포 내로 충분하게 흘러들어가지 못한다는 것을 측정하였다. 즉, 세포의 수분부족인 것이다.

수공학과 기술의 진보에 의해 시중에는 여과수, 정화수, 샘물, 광천수, 증류수, 연성수, 경수, 이온제거수, 전기로 분해한 물 등 수많은 종류의 물들이 나와 있다. 여러분들은 그 많은 물들을 대하며 한 번쯤 이런 생각을 해봤을 것이다. "좋은 물을 어떻게 고를 수 있을까?", "어떤 물이 가장 좋은 것인지 어떻게 알지?", "이 물이 과연 선전대로일까?" 이것들은 조금이라도 자신의 건강에 관심이 있는 사람이라면 당연히 해봐야 할 질문들이다. 일반적으로 사람들은 상표와 함께 커다랗게 붙어 있는 깨끗한 샘물의 이미지에 현혹될 수 있다. 그러나 그러한 신뢰와는 반대로 병에 담아 파는 물이 언제나 수돗물보다 더 깨끗하고 안전한 것은 아니다. 뉴욕에 본부를 둔 환경보호단체인 국가자원 보호위원회에 의하면 조사 대상이 된 100개의 병에 담아 파는 물 중 1/3 정도가 순도 기준을 어기고 있다.[50] CNN에서 일반 가게에서 무작위로 물을 골라 실험해본 결과 4개 중 3개가 선전내용과 일치하지 않았다![51]

나도 여러분과 마찬가지로 이 문제로 고심한다. 나는 인체의 세포에 수분을 충분히 공급하는 것이 극히 중요하고 물이 우리에게 주는 헤아릴 수 없는 혜택에 대해 잘 알고 있기 때문에 물에 관한 한 조금의 타협도 거부한다. 그리고 좋지 않은 물이 있다는 것을 아는 것처럼 매우 우수한 물이 시중에 판매되고 있다는 사실도 알고 있다.

전에도 말했듯이 나는 어떤 상품에 내 이름을 붙이는 것을 쉽게 허락하지 않는다. 나는 상품을 추구하는 사람이 아니다. 나는 단지 수표를 받기 위해 어떤 것을 선전하지 않는다. 그들이 나에게 어떤 대단한 조건을 제시하든지 상관없이 내가 소비하지 않는 상품이라면 다른 사람에게도 절대로 권하지 않는다. 단지 나는 이 자리에서 최상의 품질이 보증되는 것들을 여러분에게 추천하고 싶을 뿐이다.

1980년대 중반까지만 해도 나는 증류수를 마셨다. 오늘날처럼 수공학이 발달하기 전인 당시로서는 증류수가 가장 좋은 것이라고 여겨졌다. 지금도 증류수를 마시는 것이 잘못된 것은 아니다. 사실 증류수는 일반적인 수돗물보다 훨씬 더 우수하다. 비교할 수가 없다. 하지만 날이 갈수록 수공학이 진보함에 따라 우리는 질적으로 더 우수한 물들을 접할 수 있게 되었다. 앞으로도 수공학은 더욱 발전할 것이고 우리는 수많은 양질의 물을 사용하게 될 것이다. 따라서 우리는 언제나 새로운 상품을 주시하고 유연성 있게 그것을 취사선택해야만 한다.

　세포에 좋은 물을 적절히 공급하면 악화된 건강이 회복되거나 현재의 건강을 유지하는 데 많은 도움이 될 것이다. 마찬가지다. 관절염, 근육통, 루푸스, 만성피로증후군을 극복하길 갈망하는 사람들은 먹는 음식과 마찬가지로 마시는 물에도 많은 주의를 기울여야 한다. 자신에게 소홀히 하지마라.

9

마음이 몸에 전하는 메시지

이제, 모든 것은 여러분에게 달렸다. 나는 통증을 극복하고 관절염, 근육통, 루푸스, 만성피로증후군을 극복하는 방법을 모두 보여주었다. 나머지는 여러분에게 달려 있다. 나는 내 역할을 했고, 여러분의 몸도 확실히 그 역할을 할 것이다. 이제는 여러분이 제 역할을 할 시간이다.

나는 식사와 물이 우리 몸의 건강에 미치는 영향에 대해 상당 분량을 논의하였다. 이것들은 어떤 방법으로도 과소평가될 수 없다. 중요한 것이 하나 더 있다. 우리 몸이 하는 식사가 중요한 것처럼 정신적 식사 역시 이와 똑같이 중요하다. 우리는 음식으로 몸을 채우듯이 생각으로 마음을 채운다. 긍정적이거나 부정적인 생각이 건강에 끼치는 것에 관해 저술된 책들도 많이 있다. 그리고 사람들이 어떻게 생각하느냐에 따라 병이 들기도 하고 건강하기도 하다는 것을 증명하는 수많은 연구결과들이 계속해서 나오고 있다.

우리가 사는 세상에는 매우 단순하면서도 절대불변인 자연법칙이 있다. 간단히 말하자면 '콩 심은 데 콩 나고 팥 심은 데 팥 난다'는 것이다. 과수원에 사과 씨를 뿌리면 사과를 추수할 수 있다. 엉겅퀴 씨를 뿌리고 나서 추수 때 사과를 수확하길 바랄 수는 없다. 여러분은 이렇게 말할지도 모른다. "그걸 누가 몰라?" 그렇다. 그것은 해가 뜨겁다고 말하는 것만큼이나 뻔한 것이다. 그러나 그렇게 말하는 사람들조차 마음이 토양만큼 비옥하며, 경작과 추수의 법칙이 물리적인 세계에서와 마찬가지로 정신세계에도 똑같이 적용될 수 있다는 사실은 잘 모르는 것 같다. 달리 말하자면, 씨가 열매로 자라는 것과 마찬가지로 사고는 행동으로 나타나는 것이다.

그처럼 생각이나 마음이 신체건강에 영향을 미친다는 사실은 과학적으로 입증된 것임에도 '알지 못하는' 사람들은 마음이 육체의 병을 회복시키는 데 도움을 준다는 사실을 부정한다. 1990년 미국 의료협회가 자체에서 한 조사에 따르면 10%의 사람들만이 마음과 육체의 상호연관성을 믿는다고 했다. 소위 '교육을 받은 지식인'들이 그렇게 생각한다는 것이 나에게는 믿기 어려울 만큼 놀라운 사실이다. 그들은 사과나무에 달린 사과가 그 나무를 자라게 해주는 토양과는 아무런 상관이 없다고 말할지도 모른다.

한 연구보고서는 비관주의자가 낙관주의자보다 먼저 죽는다는 것을 보여주고 있다. 가장 부정적인 범주 상위 25%안에 포함된 사람들이 가장 높은 사망률을 보였다. 이와는 반대로, 가장 낙관적인 범주에 포함된 사람들의 사망률은 그 절반에도 미치지 않았다.

마음이 몸에 미치는 영향을 보여주는 연구보고서는 이 책을 가득 채울 수 있을 정도로 많이 있다. 내가 알고 있는 것만 해도 수천 개나 된다. 그중 가장 인상적이고 설득력 있는 증거는 '위약 효과(Placebo Effect)'와 관련된 것이다. 예를 들어 특정 병에 걸린 사람들을 두 집단으로 나눈다. 한 집단에는 약을 투여하고 또 다른 집단에는 코팅된 사탕(위약)을 투여한다. 이때, 두 집단 모두 자신이 먹은 것이 무엇인지 모른다. 이 연구결과는 위약을 투여한 집단의 30~60%가 통증의 경감을 보고하였다는 것을 보여주었다. 마음은 무엇이든 확신하는 대로 이루는 능력이 매우 강력해서, 일부 연구결과는 실험대상의 50%가 위약의 실질적인 부작용까지 겪었음을 보여주었다. 항히스타민제와 관련된 한 실험에서 위약을 받은 실험대상자들은 진짜 항히스타민제를 받은 사람들보다 더 많은 부작용을 호소하였다. 또 새로운 화학요법에 대한 실험에서는 위약을 복용한 통제집단 중 30%나 되는 사람들이 탈모를 경험했다. 특정 결과에 대한 확신이 있을 때 마음은 이처럼 놀라운 능력을 발휘한다. 그 경이로운 능력은 바로 우리 안에 있고 우리는 언제든 원하는 대로 그것을 사용할 수 있다.

여러분은 의학박사인 버니 S. 시겔*Bernie S. Siegel*의 저서를 읽어본 적이 있는가? 그는 몸에 사랑과 치유의 메시지를 전달함으로써 파멸적인 질병조차도 극복할 수 있다는 사실을 증명해 세계적인 명성을 얻었다. 그는 엄청난 베스트셀러인 책《사랑, 약, 그리고 기적*Love, Medicine, and Miracle*》을 통해 '마음이 몸에 주는 효과는 우리가 알지 못한 채 성취된다. 몸은 의식적이든 무의식적이든 마음의 메시지에 반응한다'라고 말했다. 시겔 박사와 같은 말을 언급한 위대한 사람들의 말만 모아 놓아도 책 한 권은 나올 수 있을 것이다. 그중 내가 가장 좋아하는 말은 "우리 모두는 우리가 생각한 것의 결과다"라는 붓다의 말과 "네가 믿는 대로 이루어진다"는 예수의 말이다.

깨어 있는 동안 항상 우리들이 하는 일이 있다. 그것은 '혼자 말하기'이다. 우리는 항상 겉으로든 속으로든 자신에게 말을 한다. '오늘은 옷을 꼭 찾아와야지', '오늘 무슨 일을 해야 하나?', '아, 정말 피곤하군', '몇 시부터 운동을 해볼까?', '언제까지 이런 것들을 참아야만 하지?', '짜증나 죽겠어' 등등, 우리의 혼잣말은 끊임없이 되풀이된다.

가끔씩 우리는 혼잣말로 자신을 힐난하거나 칭찬하기도 한다. '내게 무슨 문제가 있는 거지? 왜 한 번도 제대로 쉬지 못하는 거야?', '그렇게 힘들었던 계약을 성사시키다니. 난 역시 대단해', '되는 일이 하나도 없네. 내 사주가 안 좋은게 틀림없어', '난 너무 비겁해', '맞아, 바로 그거야. 내가 해낼 줄 알았어.'

여기서 우리가 주목해야 할 것은 대부분의 혼잣말들이 인생에서 실현된다는 점이다. 부정적인 생각은 부정적인 결과를 가져오고 긍정적인 생각은 긍정적인 결과를 가져온다. 그렇다면 여러분은 왜 좀더 긍정적인 혼잣말을 하지 않는 것인가? 아래의 두 문장 중 반복해서 꾸준하게 말할 때 우리의 사기를 높여주는 것은 어떤 것일까? "다시 해봤자 아무 소용없어", "나는 행복할 권리가 있는 신의 자녀야." 어떤 것이 부처와 예수가 좋아하는 것인지 확실히 알 수 있다. 바다에 비유한다면 오늘날 마음에 대해 알려진 모든 것들은 단지 하나의 물방울에 지나지 않는다.

여러분이 관절염, 근육통, 루푸스, 만성피로증후군 등 건강문제의 극복이나 인간관계, 재정 문제, 혹은 다른 어떤 주제를 대할 경우, 친절하고 긍정적이고 사랑스러운 메시지만을 전해보라. 그럴 때마다 그 메시지가 체내의 모든 세포에 전달될 것이며 세포들은 그 메시지를 하나도 빠짐없이 받아들일 것이다. 그리고 여러분은 모든 우주가 자신의 편이라는 것을 깨닫게 될 것이다. 여러분이 미지의 세계에 뿌린 좋은 생각들은 인생의 여정을 통해 멋진 결과물로 수확될 것이다.

내 말을 믿으라. 아침에 일어나서 "정말이지 사는 게 힘들군"이라는 말로 하루를 시작하는 삶이 얼마나 힘든 것인지 나도 잘 알고 있다. 그러나 나는 고통이 일시적 현상이며 곧 나아질 것이라는 것 또한 잘 알고 있다. 억지로라도 긍정적으로 생각하라. 어떤 상황에서든 긍정적인 생각은 부정적인 생각보다 더 좋은 결과를 가져온다.

이 책을 통해 기분이 좋아지고 좀더 건강해지기 시작하면 여러분은 긍정적인 시각으로 인생을 바라볼 수 있을 것이다. 신념을 가져라. 자신을 믿으라. 자신의 몸 구석구석에 있는 힘을 신뢰하라. 그리고 내게 알려주기 바란다. 나는 여러분의 성공담을 듣고 싶다. 여러분 생활의 모든 영역에 신의 축복이 함께하길 기원한다.

저자가 보내는 메시지

"모방되지만 결코 똑같이 될 수는 없다"라는 말을 들어봤는가? 《건강한 생활》은 1985년에 출판된 후로 오랜 세월 동안 명성을 얻으면서 각종 다양한 기관에 의해 사용되었다. 나는 이 책을 읽고 난 후 생길 수 있는 질문, 의견, 경험들을 들음으로써 여러분에게 내가 지속적인 관심을 갖고 있다는 것을 알려주고 싶다. 이외에도 각종 서비스나, 뉴스레터, 더 많은 정보를 주문하거나 얻으려면 아래를 참고하면 된다.

- 주소
Harvey Diamond
P.O. Box 811, Osprey, Florida 34229

- 웹 사이트
www.fitforlifetime.com

- 이메일
info@fitforlifetime.com

- 팩스
305 – 723 – 6166

엔지메디카*Enzymedica*에서 나오는 상품은 미국에서 가장 좋은 건강 식품점에서만 구할 수 있다. 엔지메디카는 최상질의 야채를 바탕으로 한 효소 제품의 생산업자며 유통업자다. 수많은 효소 대체 상품이 있지만 그들은 엔지메디카 상품에 비할 바가 못된다. 그 이유는 다음과 같다.

1. 엔지메디카는 프로테아제(단백질분해효소), 리파제(지방분해효소), 아밀라제(녹말당화효소), 셀룰라제(섬유소분해효소)를 위해 세라 브랜드 *Thera-Blend* 과정만을 이용한다. 이 말은 그들 각각의 효소가 실제로 복합적인 특징을 나타낸다는 의미다. 예를 들어서 세라 브랜드 프로테아제에는 실제로 4개의 프로테아제가 있다. 이들은 체내에 더 오랫동안 있으면서 더 많은 단백질, 지방, 탄수화물을 분해하도록 융합되었다.

2. 엔지메디카 상품은 가장 높은 치료활동 단위를 포함하고 있다. 다른 회사의 복합효소 상품 중 그렇게 많은 활동 단위를 포함한 것은 없다. 경쟁사보다 평균 6배가 강한 소화효소(Digest) 외에도 엔지메디카에는 치료용 소화효소복합제(Digest Gold), 고단위 아밀라제(V-Gest), 고단위 프로테아제(Virastop), 고단위 리파제(Lypo) 등이 있다. 이 상품들은 같은 종류의 상품들 중 유일한 것이다.

3. 모든 엔지메디카 상품은 100% 채소만으로 만들어진다.

4. 엔지메디카는 효소에 그 어떤 첨가물도 넣지 않는다. 엔지메디카가 사용하는 캡슐은 유사품에 비해 매우 작은데, 이는 다른 첨가물 없이 농축물만을 사용한다는 증거다.

5. 엔지메디카는 효소만을 집중공략한다. 그들은 전문가다. 다른 경쟁

사들과는 달리 엔지메디카는 비타민제를 만들지 않는다. 그들이 생산하는 제품들은 모두 가장 높은 효능을 가진 효소제다.

6. 엔지메디카는 매 생산분 마다 검사를 받는다.

7. 엔지메디카 상품은 전문가에 의해 증명된 것이다. 그리고 그들은 의사, 임상학자, 건강 전문가들의 의견을 십분 반영한다. 효소 관련 상품 외에 엔지메디카가 생산 유통하는 것에 건강 전문가용인 쎄라메딕스가 있다.

나는 30년이 훨씬 넘게 영양제에 대한 문의를 받아왔다. 그러면서 경험과 학식이 풍부한 영양학자, 과학자, 의사와 함께 생명에 필수적인 모든 영양소를 풍부하게 제공하는 최상의 상품군을 모아보았다.

1. 소화 90 Vcaps(Digest 90 Vcaps)

단백질, 탄수화물, 지방의 소화를 지원하는 매우 효과적인 생식물효소. 가스와 헛배부름을 해소해준다. 첨가제나 마그네슘 경지산염과 같은 독성 발산제가 첨가되지 않았다. 100% 채소로 승인된 캡슐을 사용하였다. 익힌 음식이 포함된 식사 전에 복용한다.

2. 생명산호 60 Vcaps(LifeCoral 60 Vcaps)

이상적인 pH를 유지하기 위해 알칼리성이 높은 산호 미네랄과 효능 있는 마이클레이알mycleial 버섯 추출물을 합성해서 만들었다. 지상에서 가장 좋은 100% 일본 산 미네랄을 함유하고 있다. 칼슘과 마그네슘의 비율도 가장 이상적인 2:1이다. 또한 약초에서 얻는 비타민 D도 들어 있다. 비타민 D는 칼슘을 세포로 운반하는 데 필수적인 것이다. 이 생명산호에는 어떤 합성물이나 첨가제도 들어 있지 않다. 생명산호는 뼈와 몸의 기관들을 튼튼하고 건강하게 유지하는 데 필요한 칼슘과 그 밖의 각종 미네랄의 완벽한 공급원이다.

3. 라이프그린 90 Vcaps(LifeGreen 90 Vcaps)

최상의 건강을 위한 야채 건강식품. 10등급의 순전한 곡류 채소로 치유인자가 풍부하다. 생명에 필요한 것으로 알려진 모든 비타민, 미네랄, 효소가 포함되어 있다. 세포 내의 영양공급과 DNA의 치료 방면에 놀라운 효과를 보여준다. 이것에서는 마그네슘 경지산염과 같은 독성 발산제를 발견할 수 없다. 라이프그린은 장기와 분비선, 피부, 눈, 뼈 등을 보호해주는 영양소를 포함하고 있다.

4. 라이프EFA 120 Vcaps(LifeEFA 120 Vcaps)

최상의 기름, GLA와 오메가 3,6,9인 지방산이 이상적 비율로 배합된 주요 필수지방산원이다. 유기농으로 재배하고 냉온에서 짜낸 아마, 모로코 산 올리브유, 영국 산 유리지치, 참기름으로 되어 있다. 방부제가 전혀 안 들어간 야채로 된 캡슐로 포장되어 있어 체내에서 쉽게 소화된다. LifeEFA는 지방으로 인한 식단의 불균형을 바로잡아주는 데 필요한 필수지방산을 임상학적으로 신중히 측정해 만들어졌다.

건강에 필요한 모든 제품에 대한 내용과 카탈로그가 필요하면 웹사이트 www.fitforlifetime.com을 방문하면 된다. 아니면 내게 전화나 팩스로 질문을 해와도 좋다. 나는 할 수 있는 한 많은 사람들과 건강에 대한 모든 것을 공유할 수 있도록 최선을 다할 것이다.

생명을 위한 효소

나는 여러분들이 내 책을 본 기념으로 작은 선물을 하고 싶다. 그것
은 놀랄 만큼 단순한 것으로, 내가 지속적으로 언급해온 고통 없는 삶
으로 나아가게 해줄 가장 크고 효과적인 방법 중 하나다.

나는 지난 25년 동안 공개 세미나에서 예외 없이 다음처럼 말했다.
"먹는 것을 사랑하는 사람들은 손을 들어주십시오." 모든 청중들은 마
치 천장에서 떨어지는 100달러짜리 지폐를 잡으려는 것처럼 손을 하늘
로 쭉쭉 뻗어 올렸다. 웃고 떠드는 것이 잠잠해진 후 나는 인간이 평생
동안 섭취하는 음식물이 약 6만 4천kg에 달한다는 사실을 말해주었다.
오랜 시간 동안 그 많은 양의 음식을 먹는다면, 우리는 그 시간을 즐겨
야하는 것이 당연하다. 그렇지 않은가?

나는 이미 소화과정에 얼마나 많은 에너지가 필요한지 설명했다. 소
화와 신진대사, 음식물의 분해, 영양소의 추출과 이용, 그리고 노폐물
의 제거, 이 모든 과정이 다른 모든 체내활동에 필요한 에너지보다도
많다. 그러나 사람이 요람에서 무덤까지 사용할 수 있는 에너지는 정해
져 있다. 에너지가 소진되면 생명도 끝이다. 그처럼 소화과정에 사용되
는 에너지가 다른 모든 활동에 사용되는 에너지를 합친 것보다 훨씬 많

다면 소화 과정을 효율화하거나 그 부담을 줄일 수 있는 방법을 찾는 것이 현명하지 않을까? 이것은 내게 "태양이 뜨거운가?"라는 질문보다 더 명확하다.

소화과정의 부담을 줄이면 궁극적으로 생기는 효과가 있다. 바로 수명의 길이를 연장하고 삶의 질을 향상시킨다는 것이다. 이는 의심할 여지가 없다. 내 모든 저서에는 소화과정의 일을 줄이고 소화기관에 휴식을 줄 수 있는 방법들이 매우 구체적으로 나와 있다. 적당한 음식배합을 소개함으로써 소화기관의 에너지를 최적화하는 방법을 설명했다. 또한 모노다이어트를 통해 상당량의 에너지를 소화작용으로부터 자유롭게 하여 임파계통이 노폐물을 제거하는 데 제 역량을 모두 발휘할 수 있는 방법도 소개했다. 이것은 단기적으로 통증의 극복을 포함해 전반적인 건강상태를 극적으로 개선시키며 장기적으로는 질병을 예방해준다.

나는 가끔 저명한 과학자 로이 월포드 박사*Roy Walford*의 실험에 대해 얘기하곤 한다. 그는 실험을 통해 일주일에 이틀씩 쥐를 굶겨 소화계통에 휴식을 갖게 함으로써 건강을 개선시키고 생명을 2배까지 연장시켰다. 야생동물이나 애완동물은 아프거나 상처를 입으면 소화에너지를 자유롭게 풀어주기 위해 먹는 것을 본능적으로 중단한다. 그 과정에서 자유로워진 에너지는 상처의 치유활동에 쓰인다. 사람도 다르지 않다. 어린이나 성인도 몸이 불편하면 식욕을 잃는다. 그것은 소화에 쓰이는 에너지를 치료과정으로 전환시키려는 신체의 방어작용인 것이다.

그렇다면 우리가 소화계통의 과도한 업무량을 줄일 수 있는 방법은 무엇인가? 대답을 못한다면 이 책을 제대로 읽지 않은 사람이다. 그것은 무엇인가? 효소다! 효소가 무엇이며 무슨 일을 하는지 설명하기 위해서 탄수화물을 분해하는 아밀라제가 어떻게 전분을 이당류로 분해하는지, 펩신이 어떻게 단백질을 작은 펩티드 사슬로 분해하는지, 어떻게 모든 음식물이 창자의 작은 구멍들을 지나 혈류로 들어갈 수 있을 만큼 미세한 입자로 분해될 수 있는지에 대해 다소 복잡하고 과학적인 논문을 작성할 수도 있다. 내게 여러분이 이 장을 읽지 않고 건너뛰게 하려는 목적이 있었다면 그 장황한 설명을 이곳에서 했을 것이다. 그 대신 나는 건강에 끼치는 영향이 지대하고 생명유지에 관련된 일을 하는 효소를 여러분이 충분히 파악하고 인식할 수 있도록 단순하고 평범하게 설명하고 싶다. 내 목적은 일상생활에서 효소가 수행하는 막중한 역할을 여러분에게 알려주는 것이니까.

효소는 체내에서 발생하는 모든 화학작용에 필요한 필수 에너지원을 운반하는 작은 단백질 화학물질이다. 우리 몸에서는 수조에 이르는 화학작용이 끊임없이 일어나고 있다. 그 어떤 작용도 효소 없이는 일어날 수가 없다. 식물이든 동물이든 모든 생물은 지속적인 삶을 유지하기 위해 효소를 필요로 한다. 따라서 효소는 생명을 의미한다. 인체 내부이든 외부이든 몸의 일부를 만들거나 고치거나 유지하는 일은 모두 효소와 관련된다. 인체는 자신을 효율적으로 운영하는 데 필요한 효소를 매일매일 생산해야 하는 부담을 갖고 있다.

여러분이 알아야 할 효소에는 3가지가 있다. 첫 번째는 신진대사 효소로, 신체의 모든 활동이 이 효소에 의존하기 때문에 인체의 노동력이라 불린다. 이 작은 발전기가 지속적으로 일을 하지 않으면, 우리는 침을 삼킬 수도, 눈을 깜박일 수도, 피를 순환시킬 수도, 숨을 쉬거나 음식물을 피와 근육, 뼈로 변환시킬 수도 없다.

우리는 비타민, 미네랄, 필수지방산, 아미노산과 같은 영양소를 충분히 섭취할 수 있도록 좋은 음식물을 먹는 것이 얼마나 중요한지 너무나 잘 알고 있다. 그러나 그 음식물이 얼마나 순수한 것이든, 얼마나 많은 양질의 영양소가 몸에 전달되든 이 모든 것들은 신진대사 효소가 없으면 무용지물일 뿐이다.

집을 지으려면 거기에 필요한 모든 재료들, 즉 재목, 망치, 못, 시멘트, 벽돌, 절연체, 전선 등의 모든 것들이 현장에 있어야만 한다. 그러나 단지 그 모든 재료들을 현장에 갖다 놓는다고 해서 집을 지을 수 있는 것은 아니다. 그 모든 재료를 조립할 일꾼들이 나타나야 무엇이든 시작할 수 있는 것이다. 아무리 좋은 재료가 많이 있어도 일꾼이 없다면 집도 없다. 신진대사 효소는 우리 몸의 '일꾼' 이다. 그것들이 없다면 아무것도 이루어 질 수 없다. 정말 아무것도 아니다.

신진대사 효소에 대해서 알아두어야 할 가장 중요한 사실이 있다. 신체에서 생산될 수 있는 신진대사 효소는 그 양이 정해져 있다는 것이다. 우리 몸은 일정량의 신진대사 효소를 생산한다. 우리는 언젠가 그것들을 다 써버릴 것이다. 신진대사 효소가 모두 소진되었을 때 일어날 수 있는 일은? 그렇다, 죽음뿐이다. 생명의 기능을 수행할 신진대사 효소가 더 이상 없으면 생명도 끝난다. 이처럼 신진대사 효소를 사용하면 할수록 건강은 더 안 좋아 지고 수명은 짧아지게 된다. 반면 사용되는 신진대사 효소가 적을수록 건강은 더욱 좋아지고 수명은 길어지게 된다. 여기에는 조금도 의심의 여지가 없다.

두 번째는 소화효소다. 이 효소들은 소화라는 일정 업무에만 관련하는 것으로, 위장의 음식들을 소화하는 데 필요하다. 이 소화효소의 역할을 대신해주는 것이 바로 세 번째 효소인 음식물 효소다. 지상에서 나오는 모든 음식물은 그 자체를 분해하는 데 필요한 모든 효소를 지니고 있다.

우리 인간과 다른 동물들을 구별하는 것에는 수많은 요소들이 있다. 그중 가장 눈에 띄는 것은 고도로 발달된 인간의 뇌와 사고할 수 있는 능력이다. 그것은 인간이 다른 모든 동물들은 성취할 수 없는 일들을 할 수 있게 만든다. 그러나 역설적으로 바로 그것 때문에 우리는 다른 동물들에게는 생기지 않는 문제, 즉 식사 영양과 건강 문제에 봉착하게 된다. 여러분은 지구에서 음식을 먹기 전에 요리하는 것은 우리 인간이 유일한 종류라는 사실을 깨달은 적이 있는가? 우연의 일치라고는 할 수 없을 정도로 인간은 또한 심장병, 암, 당뇨, 골다공증, 비만 등의 수많은 질병을 겪는 유일한 동물이다. 음식이 우리를 살아 있게 해준다는 것, 이것은 단순하고 자명한 사실이다. 먹는 것을 중단하면 우리는 죽는다. 하지만 오래 전부터 인간은 음식을 요리하기 시작했고 그 대가로 고통과 건강악화, 조기 사망을 겪게 되었다.

동물은 음식을 요리해서 먹지 않으며, 따라서 수많은 질병으로 고통받지 않는다. 물론 예외도 있다. 하지만 그것은 인간과 가깝게 접촉한 동물들에만 적용된다. 그리고 접촉이 잦을수록 더 많은 질병이 발생한다. 예를 들어 동물원에 있는 동물이나 애완용 동물, 어떤 방법으로든 인간과 교류하는 동물들은 수많은 질병으로 고통을 받는다. 그 동물들이 우리와 똑같은 음식을 먹기 때문이다. 이보다 더 자명한 게 있을까?

이런 주제로 세계에서 인정받은 인상적인 연구결과 하나를 알려주고 싶다. 그것은 일명 '파틴저의 고양이' 라고 알려져 있다. 프란시스 파틴저 *Francis Pottenger* 박사는 10년 동안 900마리의 고양이를 두 집단으로 나누어 한 집단에는 익히지 않은 날것을, 다른 집단에는 익힌 음식만을 주었다. 그 결과 살아 있는 음식만 먹은 고양이는 매년 건강한 새끼를 낳았다. 건강악화, 질병, 그리고 조기 사망도 없었다. 사망은 전부 노화로 인한 것이었다. 그러나 같은 음식을 익혀서 먹인 고양이는 현대인이 경험하는 것과 똑같은 심장병, 암, 신장병, 갑상선 병, 폐렴, 중풍, 치아 손실, 관절염, 분만의 어려움, 줄어든 성적 관심, 설사, 조급함, 간장 손상, 골다공증을 겪었다. 또한 이 집단의 배설물은 독성이 너무 강해 그것을 거름으로 준 토양에서는 잡초도 자라지 않은 반면, 자연 그대로 익히지 않은 음식을 먹은 고양이의 배설물에서는 풀들이 무성히 자랐다. 게다가 익힌 음식만 먹은 고양이에게서 태어난 1세대들은 아프고 비정상적이었으며, 2세대는 선천적 질병을 갖고 태어나거나 사산되었다. 이어 3대째 태어난 암놈은 대부분이 불임이었다. 파틴저 박사는 이같은 실험을 하얀 쥐에도 해보았는데 그 결과는 고양이에게 했던 것과 정확히 일치했다.

위 실험이 효소에 대한 논의와 어떤 관련이 있는가? 바로 그것이다. 음식을 익히면 모든 음식물 효소가 완전히 파괴된다. 즉 음식물을 익히면 체내에서 음식을 분해하는 데 필요한 효소들이 하나도 남김없이 사라진다. 일부가 파괴되는 것이 아니라 전부 파괴된다! 단지 효소들의 질이 떨어지거나 효과가 떨어지는 것이 아니다. 이것은 인체에 매우 부정적인 결과를 초래한다. 음식물은 위 안에 머물러 있을 수만은 없다. 그것들은 그때그때 처리되어야 한다. 하지만 음식물을 익히면 그 일을 수행해야 하는 효소가 없어지는 것이다.

이 중대한 순간 지능 있는 우리 몸은 바로 신진대사 효소를 생산하고 음식물을 소화하는 데 필요한 소화효소를 생산해낸다. 신진대사 효소를 생산하는 장치는 우리의 수명과 삶의 질을 결정하는 장치라는 것을 기억해야 한다. 이 장치는 일정량의 효소만을 생산할 수 있으며 더 이상 효소를 만들어내지 못할 때 우리는 죽게 된다. 따라서 우리가 익힌 것을 먹을 때마다 건강은 악화되고 수명은 단축되는 것이다. 효소 영양학의 아버지라고 간주되는 에드워드 하워드 박사의 말을 들어보자.

"나는 생명을 효소작용의 집성이라고 생각하고 싶다. 신진대사 효소의 활동이 소진되면 생명은 끝난다. 이것이 바로 노령이다. 노령과 신진대사 효소의 소진은 의미가 같다. 신진대사 효소의 활동을 늦춘다면 우리가 지금 말하는 노령은 삶의 영광스러운 전성기가 될 수 있다."

지금쯤 여러분은 내가 생식주의를 주장하고 있다고 생각할 것이다. 그렇지 않다. 그게 내 의도는 아니다. 사실 나는 익힌 음식을 좋아하고 그것을 포기하지도 않는다. 여러분에게도 익힌 음식을 완전히 먹지 말아야 한다는 식의 제안은 하지 않을 것이다. 하지만 그와 관련하여 몇 가지 말해줄 것이 있다.

오늘날 인류는 기술적 진보덕분에 생식물효소라고 불리는 것을 시중에서 구할 수 있게 되었다. 익힌 것을 먹기 직전 복용하는 이 생식물효소는 익힌 음식에서 없어진 효소가 해야 할 일을 대신 해준다. 이러한 생식물효소를 우리가 이용할 수 있게 된 것은 20세기 들어 가장 의미 있고 유익한 진보의 하나라고 생각한다. 젊음의 샘이라고 불릴 수 있는 것이 있다면, 효소가 바로 그것이다.

여러분에게 물어볼 것이 있다. 여러분은 정기적으로 은행에 가서 어

럽게 저축한 돈을 찾은 후 그것을 화장지로 사용할 용의가 있는가? 그
럴 수 있는가? 그보다 더 터무니없고 우스꽝스런 일을 생각해낼 수 있
을까? 나는 할 수 있다. 지폐를 화장지로 사용하는 것보다 더 엉뚱한 생
각은 생식물효소를 복용할 수 있는 데도 불구하고 체내의 신진대사 효
소를 사용하는 것이다. 고통, 건강악화, 질병 없는 연장된 수명을 원한
다면 지금부터 당장 생식물효소를 복용하라. 이 소화효소를 사용한 많
은 사람들이 식사 후 습관적으로 경험하던 복부 팽창감이 완전히 사라
졌다는 사실을 알려왔다. 어떤 사람들은 가스, 통증, 위산과다에 의한
소화장애, 구토가 사라졌다고 했다. 이런 일이 여러분에게도 생기게끔
하라. 여러분은 그만한 가치가 있다.

지금부터 10년쯤 후에는 생식물효소가 운동이나 건강식품들 못지않
게 보편적인 건강 수단으로 간주될 것이다. 기다리지 마라. 남들보다
10년 먼저 시작하라. 그러면 앞으로 남은 긴 시간을 행복하게 보낼 수
있을 것이다.

다행히도 오늘날 시중에는 다양한 효소 상품들이 소개되고 있다. 앞
서 소개한 엔지메디카는 최상질의 효소를 생산하는 데에 절대적인 목
적과 열정을 가진 사람들이 운영하는 회사다. 이 회사의 모든 상품은
미국 대부분의 건강식품점에서 구입 가능하다. 나는 개인적으로 이 회
사를 감독하는 사람들을 알고 있는데 그들의 전문지식과 열성은 효소
업계에서 따라올 사람이 없을 정도다.

약이 우리 몸을 중독시키고 죽음의 위험으로 몰아넣는 것과는 달리,
오늘날 매우 효과적인 효소 상품들은 자연 치료하려는 우리 몸의 지속
적인 노력을 충분히 지원한다. 그것에는 칸디다균 치료에 도움을 주고,

위장의 거북함을 개선하며, 지방과 콜레스테롤 수치를 내리고 면역기
능을 증강시키며, 가래를 분해하고, pH 균형을 맞추고, 유당소화를 시
키는 효소들이 있다. 인체의 염증 발생을 줄이는 것들도 있는데 그중
2가지를 소개한다.

리페어 *Repair*는 염증을 줄이고, 치료를 가속화하도록 만들어진 매우
효력 있는 단백질 가수분해효소의 합성물이다. 브로멜라인 효소는 특
히 염증을 줄이는 데 효력이 있는 것으로 잘 알려져 있다. 왜냐하면 그
것이 정상 체온보다 약간 높은 온도에서 활성화되기 때문이다. 염증이
생기는 곳에서 체온은 올라가는데, 브로멜라인이 그 곳으로 옮겨가면
서 다른 효소들을 끌고 가는 것 같다. 그리고는 피의 흐름을 막고 치료
를 지연시키는 단백질을 분해함으로써 염증을 줄이는 데 도움을 주는
것이다.

나토케이 *Natto-K*는 일본의 한 의사에 의해 처음으로 발견된 나토키
나세 효소와 함께 다른 6종류의 효소, 즉 나토키나세 효소를 돕는 것으
로 알려진 미네랄 합성물을 포함한다. 이것은 체내에서 응혈을 제거하
는 유일한 효소를 지원한다. 이 효소가 응혈된 단백질 구조를 분해하는
능력이 있다는 사실은 많은 사람들을 놀라게 했다. 왜냐하면 그 같은
일을 효율적으로 할 수 있는 능력을 가진 '비합성' 효소가 발견된 적이
없었기 때문이다. 과거에는 심장발작이나 뇌일혈 직후 추가 위험이나
손상을 방지할 목적으로 약을 정맥주사로 투입하였다.

염증은 모세혈관 내 피의 흐름과 깊은 관련이 있다. 미세한 혈관은
산소와 영양소를 세포에 전달하고 노폐물 제거를 담당한다. 따라서 이
모세혈관이 손상되면 조직에 체액을 나를 수가 없게 된다. 그 결과 통

증, 부음, 붉어짐, 발열, 기능 상실 등이 나타나는 것이다. 그런데 단백질 가수분해효소는 손상된 모세혈관 내의 섬유소(외상이나 상해 이후 피에 형성되는 단백질) 양을 줄여 순환을 증가시키고 치료를 촉진한다. 혈류 내의 단백질 가수분해효소는 섬유소 조직을 분해하여 피의 흐름을 고양시킨다. 더욱이 단백질 가수분해효소는 피 안에 있는 이물질과 노폐물을 흡수한 세포를 자극하여 임파계통을 통해 그것들의 제거를 촉진하는 것으로 알려져 있다. 리페어와 나토케이는 모두 피를 투명하게 하고 피의 흐름을 개선시키며 염증을 줄이는 것에 도움을 준다. 리페어는 관절과 근육에 더욱 효과가 있는 한편 나토케이는 세포와 내부조직에 효과가 있어서 전반적인 심폐기능의 건강을 개선시킨다.

여러분은 웹사이트 www.fitforlifetime.com을 방문하여 생식물 소화효소, 리페어, 나토케이를 포함한 모든 종류의 효소에 대한 더욱 많은 정보를 얻을 수 있다.

생명을 위한 미네랄

인체는 일정량의 비타민은 생성해낼 수 있으나 생존에 필수적인 미네랄은 만들지 못한다. 따라서 우리는 음식물로부터 양질의 미네랄을 충분히 공급받아야 하며 그렇지 못할 경우 각종 크고 작은 건강문제가 생길 수 있다. 그러나 대부분 사람들은 미네랄이 무엇인지, 인체에 어떤 영향을 미치는지에 대해 거의 알지 못하고 있다. 우리 몸 안에 있는 미네랄 중 정확하게 용도가 알려진 것은 25~30개 정도이고 그 용도가 충분히 알려지지 않은 것이 12개 정도 더 있다. 그중 우리에게 친숙한 것들로 칼슘, 마그네슘, 인, 철 등이 있다. 대부분의 미네랄은 '미세 미네랄' 이라 부르는데 아연, 코발트, 은, 붕소처럼 체내에 소량만이 존재하기 때문이다.

체내에서 사용될 수 있고 사용될 수 없는 미네랄의 종류가 어떤 것인지에 대해서는 의견이 분분하다. 대부분의 전문가들은 인체가 작동을 하고 에너지를 유지하기 위해서는 일정 미네랄이 체내에 있어야 한다는 것을 인정한다. 그러나 미네랄이 우리 몸에 좋은 영향을 미치게 하기 위해서는 유기적인 상태를 유지해야 한다는 것을 알고 있는 사람은 많지 않다. 좀더 자세히 말해보겠다.

1. 토양이나 물에 자연 상태로 존재하는 미네랄은 무기질이다.

2. 동식물 내에 존재하는 미네랄은 유기질이다.

3. 식물은 무기질 미네랄을 유기질 미네랄로 변형시킬 수 있다.

4. 동물은 무기질 미네랄을 잘 변형시키지 못하는데 그 이유는 식물이나 다른 동물을 먹음으로써 미네랄을 섭취하도록 되어 있기 때문이다.

5. 무기질 미네랄은 불충분하게 흡수(5% 정도)되며 동물에게 해가 될 수 있다.

초기 연구자들은 무기질 미네랄과 유기질 미네랄은 화학성분이 같기 때문에 이 둘이 같은 것이라고 생각했다. 그리고 화학성분이 유사한 미네랄은 영양성분도 비슷할 것이라고 추측하였다. 그러나 이와 같은 생각은 커다란 잘못이다. 혈류에 있는 철분과 못에 들어 있는 철분의 화학성분(돌로마이트*Dolomite*)이 같고 바위에 있는 칼슘과 뼈에 들어 있는 칼슘의 화학성분이 같은 것은 사실이다. 그렇다고 인체가 가루로 만든 못과 부순 바위를 소화하고 흡수할 수 있다고 생각해도 좋은 것일까?

체내에서 제일 많이 필요로 하는 미네랄은 칼슘이다. 칼슘은 생화학적으로 생명에 필수적이고 건강유지에 없어서는 안 되며 신체를 유연하고 젊게 유지하는 수단이 된다. 상당수의 미국인들이 칼슘 부족에 시달린다. 이는 그들이 음식물로부터 이용할 수 있는 칼슘을 충분히 얻지 못하고 있다는 것을 보여준다. 이용할 수 있다는 말은 체내에서 흡수하여 동화할 수 있는 상태를 의미한다. 그렇게 되기 위해서 칼슘은 '이온화' 되어야 하며 그렇지 못한 것은 가치가 없다.

미네랄이 체내에 들어가면 체내에서 흡수될 수 있도록 해주는 일정한 위액과 상호작용을 한다. 이 과정을 이온화라고 부른다. 우리가 섭취하는 모든 미네랄은 체내에 흡수되기 전에 위에서 이온화 과정을 거쳐야 한다. 신체는 음식물이나 칼슘 보조물을 칼슘 이온으로 변형시켜야 한다. 우리 인체는 이런 식으로 이온화된 칼슘 입자들만을 흡수하고 이용할 수 있다.

만약 음식물에서, 특히 과일과 야채에서 이온화된 칼슘을 충분히 얻지 못하면 신체는 뼈로부터 칼슘을 빼내 산을 중화시킨다. 이것이 끔찍한 골다공증의 직접적인 원인이다. 과일과 채소에 있는 유기질 칼슘은 이미 이온화가 되어 있지만 대부분의 사람들은 충분한 양의 과일과 채소를 먹지 않기 때문에 결국은 유제품과 칼슘 보조식품에 의지할 수밖에 없게 된다. 그러나 유제품과 칼슘 보조식품은 그 해결책이 될 수 없다. 미국은 전 세계에서 유제품을 먹는 인구가 가장 많은 국가 중의 하나지만 골다공증 환자들이 가장 많은 국가 중 하나기도 하다. 우유에 있는 칼슘은 젖소로부터 이온화가 되었지만 뜨거운 살균과정에서 파괴되어 인체에는 아주 조금밖에 흡수되지 못한다. 살균은 가치 있는 모든 것들을 죽이고 파괴한다.

칼슘 보조식품 역시 이온화된 것이 아니다. 예를 들어, 부순 바위로 만든 구연산 칼슘은 15%밖에 이온화되지 못한다. 역시 부서진 바위에서 만든 당원 칼슘은 5%정도 밖에 이온화되지 못한다. 인간은 바위를 먹을 수 없다.

우리 몸에 필요한 칼슘을 얻는답시고 유제품과 보조식품에 의지하면 아주 해로운 영향을 받을 수 있다. 이온화되지 않은 칼슘을 몸에 집어

넣는 것은 건강에 전혀 도움이 되지 않는다. 높은 옥탄가의 연료가 필요한 여러분의 자동차에 디젤연료를 넣는다면 어떤 일이 발생하겠는가? 물론 둘 다 연료이다. 그러나 여러분 차에 사용할 수 있는 연료는 하나뿐이다. 그것은 무해한 실수가 아니다. 디젤을 넣은 차는 달리지 못하고 엔진은 손상될 것이다.

체내에서 사용되지 않은 추가 칼슘은 무해하게 제거되지 않는다. 그것은 혈액에 흡착되어 연성조직인 혈관, 피부, 눈, 관절, 체내 기관에 자리 잡는다. 사용되지 않은 칼슘은 혈관 내의 지방이나 콜레스테롤과 결합하여 동맥경화의 원인이 된다. 피부에 안착한 칼슘은 주름의 원인이 된다. 관절에서는 고통스러운 퇴적물이 된다. 눈에서는 백내장의 형태로, 신장에서는 신장결석의 형태로 나타난다. 지금 나열한 질병들은 어디서나 아주 흔히 볼 수 있는 것들이다.

또 한 가지 우리가 간과하고 있는 사실이 있다. 미네랄 결핍은 단독적으로는 거의 발생하지 않는다는 것이다. 미네랄은 음식물의 여러 가지 원소들과 체내의 복잡한 행위와 상호의존한다. 미네랄은 음식물의 독립적 요소라기보다 모든 영양소의 일부이다. 어떤 미네랄도 체내에서 독립적으로 사용되지 않는다. 모든 미네랄은 다른 미네랄과 상호작용한다.

이는 매우 본질적인 것이다. 그럼에도 이렇게 단순하면서도 명확한 사실을 알고 있는 사람은 많지 않다. 화학적으로 같기 때문에 이온화된 유기질 미네랄과 이온화되지 않은 무기질 미네랄이 같다고 착각하며 칼슘을 별도로 섭취하는 습관을 이어가고 있다.

밥 지을 때를 떠올려보라. 제대로 밥이 되려면 물과 쌀은 일정 비율이 되어야 한다. 2:1의 비율, 즉 1컵의 쌀에 2컵의 물이 필요하다. 만약

이 2:1의 비율을 어겨 물이나 쌀을 너무 많이 넣거나 너무 조금 넣으면 밥은 질척해지거나 타게 된다.

흥미로운 사실은 칼슘이 체내에서 효과적으로 흡수되고 이용되기 위해서는 이온화되어야 할 뿐 아니라 마그네슘도 함께 있어야 한다는 것이다. 그리고 칼슘과 마그네슘의 이상적인 비율은 물과 쌀의 비율과 같은 2:1이다. 확언하건대 대부분의 유제품이나 상업적으로 유통되는 보조식품은 이온화되었다 해도 칼슘과 마그네슘의 비율이 2:1이 아니다. 혹은 마그네슘과의 비율은 지켰다 하더라도 이온화되지 않았을 가능성이 높다. 대부분의 유제품과 칼슘 보조식품의 실정이 이렇다. 1년에 570억kg 이상의 유제품과 수천만 달러의 칼슘 보조식품을 소비하는 미국인이 여전히 칼슘 결핍과 관련된 문제를 가지고 있다는 사실이 그것을 증명한다.

나쁜 소식들만 잔뜩 알려줄 목적으로 부록을 쓰고 있는 것은 아니다. 또는 효과적이고 필요 요건을 모두 갖춘 보조물이 아주 없다는 것도 아니다. 그와는 반대로, 칼슘 보조식품 산업이 발견한 놀라운 사실에 대해 말해주고 싶다.

1979년 한 영국기자가 세계에서 가장 장수하고 있는 사람 중 하나인 이즈미 *Izumi*씨를 인터뷰하기 위해 일본을 방문했다. 그는 섬에 살고 있는 놀라울 정도로 건강한 115세의 노인이었다. 더욱 놀라운 사실은 그 섬에 사는 사람들 모두가 건강하고, 95세 전에 사망한 사람이 거의 없었다는 것이었다.

연구자들은 그 섬 주민이 마시는 물이 일반적인 물과는 매우 다르다는 것을 발견했다. 그 물은 살아 있는 산호에서 걸러진 이온화된 미네랄을 함유하고 있었다. 이 독특한 산호 미네랄이 물을 높은 알칼리로 만들어 인체의 산-알칼리의 균형을 유지시켰던 것이다. 사람의 혈류는 약 알칼리이며 건강을 위해서는 알칼리 상태를 유지해야 한다는 것을 기억할 것이다. 그러나 우리들의 식생활은 대부분 산성이다. 따라서 산성을 중화시켜야 하는 몸은 뼈에서 칼슘을 걸러내는 수밖에 없는 것이다.

산호 미네랄은 자연적으로 이온화된(이온화의 정도가 92%까지 이른다!) 세계에서 유일한 것이다. 더욱이 놀라운 것은 이 산호에 포함된 이온화된 칼슘과 마그네슘이 정확히 2:1의 비율로 이루어져 있다는 것이다. 더욱이 아연, 구리, 망간과 같은 필요한 미세 미네랄도 이온화된 형태로 포함하고 있으며, 납, 수은, 카드뮴, 비소와 같은 독성 금속은 들어 있지도 않을뿐더러 무해한 알루미늄까지 포함하고 있다.

오늘날 시장에는 각종 산호 칼슘이 나와 있다. 그러나 그중에 비독성이면서 효과가 있는 상품은 2.5%밖에 안 된다는 것을 알고 있는가? 다른 말로 하면 독성이 있거나 효과가 없는 영양식품을 선택할 확률이 97.5%라는 얘기다. 이렇게 충격적인 통계 수치는 미국 영양의학회지(Journal of American Nutraceutical Association, 1999년 겨울)에 보고된 획기적인 연구에 의해 확인되었다.

따라서 현재 산호 칼슘을 복용하고 있거나 혹은 복용하길 원한다면 먼저 여러 가지 사항들을 신중하게 고려해야 한다. 첫 번째, 모든 산호가 다 똑같은 것은 아니라는 점을 알아야 한다. 세상에는 미네랄 함량과 이온화된 상태가 서로 다른 산호가 2500개나 된다. 어떤 것은 칼슘을 함유하고 있으나 마그네슘은 전혀 함유하지 않는다. 놀랍게도 자연적으로 칼슘과 마그네슘 비율이 2:1인 산호는 오직 한 형태밖에 없다. 따라서 성분을 꼭 확인해야 한다. 또 알아봐야 할 것들이 있다. 예들 들어 '산호 추출 칼슘 400mg'이 성분 목록에 있다고 하자. 이는 곧 '칼슘 400mg에 마그네슘 200mg'이 들어 있어야만 한다는 뜻이다. 그러나 성분목록에 '마그네슘 탄산염 200mg'과 같은 마그네슘원이 들어 있다면 그건 최상의 산호가 아니다. 탄산염은 이온화되지 않으며 따라서 품질이 떨어지는 것이기 때문이다.

또한 추가적으로 확인해야 하는 것이 있다. 모래성분인 실리콘 디옥사이드나 독성의 경화유인 마그네슘 경지산염이 들어 있는 산호 칼슘은 콜레스테롤 수치를 높이는 것으로 알려진 트렌스 지방을 유발한다. 심장병과 암으로 인한 사망이 이런 종류의 지방 소비자들 사이에 높게 나타났다는 보고가 있다.

그리고 니켈로 만들어진 분쇄기로 갈아서 산호 칼슘 안에 니켈 잔여분이 있는지도 확인해야 한다. 또한 별도의 미세 미네랄이 첨가되어 생체이용률이 낮은지도 확인해야 한다. 좋은 산호에는 그런 미네랄이 자연적으로 발생하고 생체이용률도 상당히 높다.

마지막으로 칼슘이 제대로 흡수되기 위해서는 비타민 D3가 필수적이며, 양질의 산호에는 그것이 자연적으로 발생한다. 만약 성분표시란에 콜레칼시페롤과 같은 비타민 D3가 있다면 그건 합성물이다.

일반적으로 나는 칼슘 보조식품을 권장하지 않는다. 왜냐하면 살아 있는 음식물만으로도 우리 몸은 필요한 칼슘을 얻을 수 있으며 대부분의 칼슘 보조식품은 그것의 반에도 못 미치기 때문이다. 그럼에도 칼슘 보조식품을 원한다면 내가 말한 조건을 구비한 양질의 상품을 먹을 것을 권장한다.

양질의 산호 칼슘에 대해 자세하게 알려면 www.fitforlifetime.com을 방문하면 된다. (국내에서는 캐나다 WN Pharmaceutica에서 만든 에센셜 헬스케어 칼슘 위드 비타민 D가 시판되고 있다. 산호칼슘이 전체 35%를 차지하는 제품으로, 가격은 5만 원대다. 또 캐나다 오가니카의 코럴칼슘은 일본 오끼나와 섬의 산호에서 추출한 칼슘이 주성분이다. 역시 5만 원대에서 구입 가능하다. 또한 우리나라 제주도에서 만든 칼리온은 6만 5천 원에 시판되고 있다 – 편집자 주)

| 참고문헌 |

1. 스티븐 핀들리*Steven Findley*, 〈통증은 국내 제1의 건강문제*Pain is our Number 1 Health Complaint*〉, USA Today, 1985. 10. 23

2~4. 〈미국의 고통 : 갤럽 조사의 초점*Pain In America : Highlights form A Gallup Survey*〉, 관절염재단 웹사이트, 2004. 8. 접속

5~8. 〈미국의 고통 : 연구보고*Pain In America: A Research Report*〉, 2000년에 시행된 조사

9. 국립건강원(National Institute of Health), NIH 지침 : 고통연구의 새로운 방향*New Directions In Pain Research*, 워싱턴 : GPO, 1998

10. 조엘 핑클스테인*Joel Finklestain*, 〈2002년 건강관리비용 1조 6천억 달러에 달하다*2002 Health Care Spending Hit $1.6 Trillion*〉, AM News, 2004. 1. 26

11. 하비 다이아몬드*Harvey Diamond*,《건강한 생활*Fit for Life*》, 워너북스*Warner Books*, 뉴욕, 1985

12. 〈근육통과 만성피로증후군의 비교*Comparing Fibromyalgia Syndrome and Chronic Fatigue Syndrome*〉, ImmuneSupport.com, 2004. 10 접속

13. 에드워드 그리핀*Edward Griffin*,《암 없는 세상*World Without Cancer*》, 미국 매체출판사*American Media Publishing*, 1996. 5

14. 〈음식, 영양, 암의 예방 : 세계적 전망*Food, Nutrition, and Prevention of Cancer : A Global Perspective*〉, 미국 암 연구원, 1997

15. 〈생활양식과 식사에 밀접하게 연관된 암*Cancer Strongly Linked To Lifestyle and Diet*〉, 로이터즈*Reuters*, 1998. 12. 9

16. 〈비만은 매년 9만 건의 암에 의한 사망 원인이 된다*Study Says Obesity Causes 90,000 Cancer Deaths Each Year*〉, 연합통신, 2003. 4. 24

17. 마이클 짐머만*Michael Zimmerman*, 노먼 크레치머*Norman Kretchmer*, 〈의대생에게 영양학을 가르칠 시기가 아닐까?*Isn't It Time to Teach Nutrition to Medical Students?*〉 미국 임상영양학지, #58-1993

18. 〈항생제가 심장마비의 위험을 줄일 수도*Antibiotics May Cut Heart Attack Risk*〉, 뉴욕타임즈 뉴스 서비스, 1999. 2. 3

19. 〈의약, 암의 해결방안이 될 수도*Drug May Hold Clues For Cancer*〉, 연합통신, 1996. 2. 15

20. 팀 힐치*Tim Hilchey*, 〈암 치료약, 심장질환을 줄이는데 도움이 될 수도*Cancer Drug May Help Reduce Heart Ills*〉, 뉴욕타임즈, 1993. 9. 1

21. 〈혈액검사, 암 조기발견에 도움이 될 수도*Blood Test May Help Detect Cancers Early*〉, 사라소타 헤럴드 트리뷴*Sarasota Herald Tribune*, 1992. 8. 23

22. 〈유전자요법, 심장병 투쟁에 도움이 될 수도*Gene Therapy May Help Battle Heart Disease*〉, 연합통신, 1994. 11. 16

23. 〈암소 세포이식이 고통경감에 도움이 될 수도*Cow-cell Implants May Help Ease Pain*〉, 연합통신, 1994. 11. 17

24. 데빈 스타라닐*Devin Starlanyl*, 메리 엘렌 코프랜드*Mary Ellen Copeland*, 《근육통과 만성 근육섬유통 증후군*Fibromyalgia and Chronic Myofascial Pain Syndrome*》, 뉴 하빈저 *New Harbinger* 출판사, 오크랜드, 캘리포니아, 1996

25~26. 국립 만성질환예방 및 건강 촉진센터*National Center for Chronic Disease Prevention and Health Promothon*, 질병억제 및 예방 센터*Centers for Disease Control and Prevention*, 미 보건 및 인적 서비스부*U.S. Department of Health and Human Services*, 2004. 4. 22

27. 〈관절염 소개*Introduction to Arthritis*〉, 관절염학회지, 2002. 12. 5

28. 허버트 셸턴*Herbert Shelton*, 《자연위생학 : 인간의 원시적 생활방식*Natural Hygiene: Man's Pristine Way of Life*》, 성 안토니오, 택사스, 셸턴 박사의 건강 학교, 1968

29. 로버트 벌코우*Robert Berkow*, 《머크 매뉴얼》, 15판, Merck & Company, Inc., 라웨이*Rahway*, 뉴저지, 1987

30. 〈놀라운 기계*The Incredible Machine*〉, 국가지리학회, 워싱턴 D.C., 1996

31. 〈여기 또 다른 견해가 있다 : 담배가 무해할 수도 있다*Here's Another View :*

Tobacco May Be Harmless〉, US뉴스 및 월드리포트, 1957. 8. 2

32. A.C. 가이톤A.C. Guyton, 《의료생리학 Medical Physiology》, 뉴욕, 1962

33. 수잔 러브Susan Love, 〈가슴관리 시험 The Breast Care Test〉, PBS-TV, 1993. 10. 18

34. 〈1억 2천 5백만 달러에 달하는 의약산업 Drug Industry On A $125 Billion Roll〉, 헬스 프리덤 뉴스Health Freedom News, 2001년 1/2월호

34A. 케빈 클락Kevin Clarke, 〈재앙을 부르는 처방 Prescriptions for Disaster〉, US 가톨릭, 69권 11호, 2004. 11

34B. 로버트 페어Robert Pear, 〈저비용 의약 시연과목에 거의 등록하지 않다 Few Enroll in Low-Cost Drug Demonstration〉, 뉴욕타임즈, 2004. 9. 11

35. 애나 와일드 매튜Anna wilde Mathews, 〈새로운 바이옥스에 대한 연구, 심장마비에 대한 사례를 보여주다 New vioxx Study Projects Cases of Heart Attacks〉, 월스트리트 저널, 2004. 10. 6

35A. 〈보고서 : 머크, 바이옥스에 대한 우려를 숨기려고 했다 Report: Merk Tried to Bury Vioxx Concerns〉, 로이터즈, 2004. 11. 1

35B. 〈영국, 관절염 치료약과 관련된 위험에 대해 경고하다 UK Warns of Dangers Associated with Arthritis〉, 헬스토크Health Talk(캐나다), 2004. 8. 2

35C. 디에드트라 헨더슨Diedtra Henderson, 〈센토코, 레미케이드 림포마 위험에 대해 경고하다Centocor Warns of Remicade Lymphoma Risk〉, 연합통신, 2004. 10. 7

35D. 〈관절염, 레미케이드와 메소트렉세이트의 합성으로 개선되다Arthritis Improves with Remicade plus Methotrexate〉, 로이터, 2004. 11. 30

35E. 〈연구 : 2백만 사람들이 약으로 병을 얻다 Study : 2 Million Get Sick from Drugs〉, 워싱턴 포스트, 1998. 4. 15

36. 프란시스 파틴저Francis Pottenger, 〈열가공된 음식과 신진대사시킨 비타민 D 우유가 실험동물의 치아와 얼굴 구조에 미치는 영향 The effect of Heat-Processed Foods and Metabolized Vitamin D Milk on the Dentofacial Structures of Experimental Animals〉, 미국 치열교정 및 구강수술지, 1946. 8. 8

37. 〈십대 건강에 대한 참담한 사실The Dismal Truth About Teenage Health〉, 리더스 다이제스트, 1986. 3

38. 〈비만이 십대에 심장질환 위험을, 추후에는 당뇨의 위험을 줄 수 있다*Overweight Teens Risk Heart Disease*〉, 워싱턴포스트, 2003. 8. 12

39. 〈196개 자연식품의 독성과 효율성에 대한 시험관 안에서의 검사 연구*In Vitro Screening Study of 196 Natural Products for Toxicity and Efficacy*〉, 미국 영양의약회지, 2권 1호, 1999년 겨울

40. 〈근육통, 정의와 발병률*Fibromyalgia, Definition and Incidence*〉, Nutramed.com, 2004. 9. 28 접속·

41. 미란다 하이티*Miranda Hitti*, 〈류마티스성관절염으로 인한 일상의 고통과 피로*Daily Pain, Fatigue from Rheumatoid Arthritis*〉, 웹메드 메디칼 뉴스, 2004. 10. 1

42~45. 조지 루이넥*George Lewinnek*, 〈둔부 골절의 유행병학의 중요성과 비교 분석*The Significance and a Comparative Analysis of the Epidemiology of Hip Fractures*〉, 임상 정형외과 관련 연구지, 1980. 10

유엔 식량 및 농업 기구, 〈FAO 생산 연감〉, 37, 1984

유엔 식량 및 농업 기구, 〈식량 대차대조표 : 1979~81 평균〉, 로마, 이탈리아, 1984

알렉산더 워커*Alexander Walker,* 〈인간의 칼슘 필요량 : 소량 섭취가 보충되어야 하나?*The Human Requirement of Calcium: Should Low Intakes Be Supplemented?*〉, 미국 임상적 영양학지, 1972. 5

알렉산더 워커*Alexander Walker,* 〈골다공증과 칼슘결핍 *Osteoporosis and Calcium Deficiency*〉, 미국 임상적 영양학지, 1965.3

46. 콜린 캠벨*Colin Campbell* 외 다수,《중국의 영양, 건강 및 환경, 식사, 생활양식, 사망률에 대한 코넬 – 옥스퍼드 – 중국 프로젝트 : 65개국의 특징에 대한 연구*Cornell-Oxford-China Project on Nutrition, Health and Environment, Diet, Lifestyle and Mortality in China: A Study of the Characteristics of Sixty-Five Countries*》, 옥스퍼드 대학 출판, 차이나 피플즈 메디칼 퍼블리싱 하우스*The China People's Medical Publishing House*, 1990

47. 〈흡연과 HLA-DR의 공용 에피토프(항원 결정기) 사이의 유전자 – 환경이 갖는 상호작용이 혈청 양성반응의 류마티스성 관절염에 걸릴 위험성을 높게 한다*A Gene-Environment Interaction Between Smoking and Shared Epitope Genes in HLA-DR Provides A High Risk of Seropositive Rheumatoid Arthritis*〉, 관절염과 류마티즘학지, 2004. 10. 8

48. 다니엘 이*Daniel Yee*, 〈운동이 어떻게 정의되든, 우리에겐 운동이 부족하다*No*

Matter How Exercise is Defined, We Don't Get Enough〉, 연합통신, 2003. 8. 15

49. 제임스 립*James Rippe*, 《제임스 M. 립 박사의 적당한 걷기에 대한 완전한 책*Dr. James Rippe's Complete Book of Fitness Walking*》, 프렌티스 홀*Prentice Hall*, 뉴욕, 1989

49A. M.T. 니노넌*M.T. Nenonen* 외 다수, 〈익히지 않은, 유산균이 풍부한 채소음식과 류마티스성 관절염*Uncooked, Lactobacilli-rich, Vegan Food and Rheumatoid Arthritis*〉, 영국 류마티즘학지, #37(3), 1998

50. 〈병에 파는 물에 대한 고찰*Bottled Water Watch*〉, 신세대 잡지, 1999, 7/8월

51. 엘리자베스 코헨*Elizabeth Cohen*, 〈CNN 의료 특파원*CNN Medical Correspondent*〉, CNN 오늘 아침, 2004. 5. 24

52. 디팩 초프라*Deepak Chopra*, 《무조건적인 삶*Unconditional Life*》, 밴텀북스*BantamBoods*, 뉴욕, 1991

53. L 탈란*L Talan*, 〈좋은 사고-좋은 건강*Good Thoughts-Good Health*〉, 사라소타 헤럴드 트리뷴, 1991. 6. 12

54. M. 오버레더*M. Oberleder*, 《노화의 덫 피하기*Avoid the Aging Trap*》, 아크로폴리스, 워싱턴 D.C., 1982

55. 디팩 초프라, 《양자 치료*Quantum Healing*》, 벤텀북스, 뉴욕, 1989

56. H.K. 비처*Beecher*, 〈강력한 위약*The Powerful Placebo*〉, 미국 의약협회지, 159권 17호, 1955. 12. 29

S. 울프*S. Wolf*, 〈위약의 약물학*The Pharmacology*〉, 약물학 리뷰지, 11권 4호, 1959. 12

R. 포지*R. Pogge*, 〈유독한 위약 : 위약의 처방에 따른 독성 및 부작용*The toxic Placebo : Side and toxic Effects Reported During Administration of Placebo Medicine*〉, 메디컬 타임즈*Medical Times* 19호, 1963. 8

57. S. 브라운*S. Brown*, 〈피리벤자민 투약에 대한 부작용*Side Reactions to Pyribenzamine Medication*〉, Proc. Soc. Exp. Bio. Med., 63권 3호, 1948년 3월

58. 브랜든 오리건*Brendan O'Regan*, 〈치유, 경감, 그리고 기적적 치료*Healing, Remission, and Miracle Cures*〉, Whole Earth Review, 1989년 겨울호

59. 에드워드 하웰*Edward Howell*, 《효소영양학*Enzyme Nutrition*》, 아베리*Avery* 출판, 뉴저지, 1985

● 지은이 | 하비 다이아몬드 *Harvey Diamond*

세계적으로 유명한 저자이자 교수, 건강 컨설턴트로 진정한 생활양식 연구에 35년간 헌신하였다. 캘리포니아 주 산타 바바라에 위치한 전체론적 의학원(Institute of Holistic Studies)에서 영양학을 가르쳤으며 많은 대기업과 공공기관에서 건강과 웰빙에 관한 강의를 하였다. '래리 킹 라이브*Larry King Live*', '오프라 윈프리 쇼*Oprah Winfrey Show*', '나이트 라인*Night Line*', '굿모닝 아메리카*Good Morning America*' 등 수많은 프로그램에 출연하였다. 저서로는 《건강한 생활*Fit for Life*》, 《건강한 생활 2》, 《뚱뚱한 삶이 아닌 건강한 삶*Fit for Life, Not Fat for Life*》, 《건강한 삶 : 새로운 시작*Fit for Life : A New Beginning*》, 《건강하게 살기*Living Health*》, 《유방암은 예방할 수 있다*You Can Prevent Breast Cancer*》 등이 있다.

● 옮긴이 | 김민숙

건국대 영문학과, York대 Schulich 경영대학원을 졸업하였다. 외교통상부 외교안보연구원, 주 토론토 총영사관에서 근무한 적이 있으며 지금은 재정 컨설턴트로 일하고 있다.

● 감수자 | 오홍근

경희대 의대 졸업, 캐나다 토론토 의대 및 자연치료의과 대학 교수를 역임했다. 현재 한국 대체의학회 이사장, 한국 아로마테라피협회 회장, 국제 아로마테라피연맹 이사장, 전주대학교 의생명환경대학 학장을 맡고 있으며 자연치료학을 대중에게 알리기 위해 왕성한 활동을 하고 있다. 저서로는 《오홍근 박사의 몸과 마음을 되살리는 자연치료의학》, 《새로운 의학, 새로운 삶》(공저), 《신비의 자연치료의학》, 《스트레스 과학의 이해》 등이 있다.